Geburtstrauma

„Das also ist die Geburt.
Die Folter eines Unschuldigen.
Sind wir wirklich so naiv zu meinen,
dass eine solche Katastrophe keine Spuren hinterlässt?
Dabei findet man ihre Spuren überall.
Auf der Haut, in den Knochen, im Magen, am Rücken.
In all unseren verrückten Taten.
In unserem Wahnsinn, in unseren Foltern,
in unseren Gefängnissen.
In Legenden, Epen, Mythen.
In den heiligen Schriften."

Dr. Frederick Leboyer (1975)

William Emerson

Geburtstrauma

Die Auswirkungen
der modernen Geburtshilfe
auf die Psyche des Menschen

Mattes Verlag Heidelberg

William Emerson
www.emersonbirthrx.com

Bibliographische Information Der Deutschen Bibliothek
Die Deutsche Bibliothek verzeichnet diese Publikation
in der Deutschen Nationalbibliographie; detaillierte
bibliographische Daten sind im Internet über
http://dnb.ddb.de abrufbar.

Mattes Verlag 2020
2. Auflage

ISBN 978-3-86809-155-7

Titel der Originalausgabe »Birth Trauma.
The Psychological Effects of Obstetrical Interventions«
Published 2004 by Emerson Training Seminars

Aus dem Englischen übersetzt von Isabella Hatzl
Fachliche Beratung und Lektorat Barbara Mooshammer
Umschlagabbildung Fred Stasek
Hergestellt in Deutschland

Inhalt

Danksagung

Ich möchte Barbara und Wolfgang Moshammer meinen tiefempfundenen Dank ausdrücken dafür, dass sie mein Buch *Birth Trauma* auf Englisch entdeckt und es mit Isabella Hatzl ins Deutsche übersetzt und in Österreich herausgebracht haben.

Ebenso dankbar bin ich Kurt Mattes für sein Angebot, *Geburtstrauma* in Deutschland zu publizieren und Fred Stasek für die künstlerische Gestaltung des Buchcovers. Weiterhin danke ich meinem langjährigen Kollegen und Freund Ludwig Janus, der die Pionieraspekte meiner Forschung schon früh in ihrer Bedeutung erkannt und mich auch schon bei früheren Veröffentlichungen auf Deutsch unterstützt hat.

Er und auch meine Lebenspartnerin Margret Overdick ermutigen mich permanent, mehr von meiner Arbeit in Buchform herauszubringen.

Geleitwort

Als Erstes möchte ich meiner großen Freude Ausdruck geben, dass dieses erstaunliche Buch in zweiter Auflage jetzt im Mattes-Verlag erscheinen kann. Es ist im wahrsten Sinne des Wortes „ground breaking" und bahnbrechend.

In einer systematischen Weise vermittelt William Emerson in seinem Buch „Geburtstrauma – Die Auswirkungen der modernen Geburtshilfe auf die Psyche des Menschen", die verborgene Präsenz unserer vorsprachlichen Erfahrungen in körperlichen, emotionalen, sozialen und spirituellen Aspekten des kindlichen und erwachsenen Lebens.

Geburtshilfliche Interventionen sind Ereignisse, die auf das Kind während einer vorsprachlichen Stufe seiner Entwicklung einwirken. Emerson beschreibt in überzeugender Weise, wie diese Eingriffe Entwicklungs- und Persönlichkeitsstörungen hervorrufen können, in denen ein Mensch seine traumatischen Geburtserfahrungen als Reinszenierung wiederholt, häufig sogar als basales Muster seiner Lebensgestaltung.

Ein Beispiel aus dem Buch für eine direkte Rekapitulation einer Kaiserschnitt-Geburtserfahrung ist die Frau in leitender Position, die in einen Schockzustand gerät, wenn sie sich im Aufzug befindet und Menschen plötzlich einsteigen. Der Lift hatte für das vorsprachlich gespeicherte Erleben die Bedeutung des Uterus und die Fahrgäste die Ärzte, die mit ihren Händen in die Gebärmutter griffen und sie als Baby herauszogen. Diese Art Schock konnte z. B. auch durch intensiv erlebte Annäherung jedweder Art ausgelöst werden.

Mit seinen vielen anschaulichen Fallbeispielen gibt dieses Buch Gynäkologen, Kinderärzten, Hausärzten, Hebammen und Eltern eine Möglichkeit, die verborgene negative Psychodynamik moderner Geburtshilfe zu verstehen, und eröffnet damit bessere Wahlmöglichkeiten zur Vorbereitung auf eine Geburt. Es gibt Psychotherapeuten ein tieferes Verständnis von Psychopathologie, die aus einem frühen präverbalen Trauma entsteht.

Die wissenschaftliche Arbeit von William Emerson beleuchtet zwei wichtige Aspekte einer traumatischen Geburtserfahrung: der erste besteht darin zu wissen, dass geburtshilfliche Interventionen psychologische Langzeit-Implikationen haben und dass es charakteristische Störungen aus den verschiedenartigen Interventionen gibt. Die Frau aus dem Beispiel einer Kaiserschnitt-Erfahrung hatte nicht die geringste Ahnung davon, wie ihre Symptomatik mit ihrer Geburtserfahrung verknüpft war. Bei den meisten Fällen von ungelöstem Trauma aus geburtshilflichen Interventionen ist das der Fall. Der zweite Aspekt besteht darin, dass das Durcharbeiten von präverbalen Erfahrungen in einer Therapie, die auf der Körperebene an die ursprüngliche Erfahrung anknüpft und sie in Sprache transformiert, lebensverändernde Prozesse für die Gegenwart eröffnet.

William Emerson hat in seiner 50jährigen psychotherapeutischen Praxis Tausenden von Menschen geholfen, ihre traumatischen Erfahrungen unter der Geburt mit ihren aktuellen Schwierigkeiten in Beziehung zu setzen und zu heilen. In der besonderen regressionstherapeutischen Situation, in der ein verstehender Therapeut einem Klienten ermöglicht, inneres Fühlen und Empfinden aus der vorsprachlichen Zeit in einem sicheren Raum zuzulassen, können allerfrüheste Erfahrungen, die wegen ihres traumatischen Charakters abgespalten waren, der inneren Wahrnehmung zugänglich gemacht werden. Und dann ist es möglich, dass basale Erfahrungen innerlich bewusst werden, die sich bisher im Erleben und Verhalten nur als Inszenierung gezeigt haben. Indem die Implikationen vorsprachlicher Erfahrungen benannt werden, können Frauen, Eltern, Ärzte, Hebammen - wir alle - ermutigt werden, den Einsatz von Technologie unter der Geburt nur zu wählen, wenn sie wahrhaft lebensnotwendig ist. Dies ist das Herzensanliegen von William Emerson.

Die Lektüre dieses Buches führt unausweichlich zu der Forderung, dass für ein verantwortliches Handeln in der Geburtshilfe die innere Auseinandersetzung aller dabei Beteiligten mit der eigenen Geburtserfahrung (die unbewusste Muster hinterlässt) eine unabdingbare Voraussetzung ist, wie dies von Hebammen schon vereinzelt realisiert worden ist. Für die Geburtshilfe bedeutet das natürlich eine Revision der einseitig medizinisch-wissenschaftlichen Handlungsorientierung, die zu einem übertriebenen Einsatz geburtshilflicher Interventionen führt. „Kollateralschäden“ dieser Situation werden in diesem Buch eindringlich vor Augen geführt werden.

Für die Psychotherapie bedeutet es in gleicher Weise eine Revision der bisherigen sprach-und deutungsbezogenen Einstellung und der dadurch eingeschränkten Wahrnehmung der präverbalen Tiefenstrukturen unseres Erlebens und unserer inneren Erfahrung. Diese Erweiterung unserer biographischen Wahrnehmung ermöglicht erst eine wirkliche Verantwortung für uns und unsere Beziehungen.

Ich bin überzeugt, dass dieses herausragende Buch dazu beiträgt, die versteckte Psychodynamik von präverbaler Traumatisierung durch Geburtsinterventionen bekannt zu machen und als neues wissenschaftliches Konzept in die Fachbereiche von Geburtshilfe, Kinderheilkunde, Erziehung und Psychotherapie zu implementieren. Die Geburt würde für Mütter und Babys und alle anderen daran Beteiligten sicherer werden. Auch für die Kultur- und Gesellschaftswissenschaften könnte dieses Buch ein Weckruf sein: wie anders sähe unsere Welt aus, wenn Politiker und Präsidenten nicht die traumatischen Elemente ihrer allerfrühesten Welterfahrungen ausagieren würden?

Dr. med. Ludwig Janus

Dossenheim
Psychoanalytischer Psychotherapeut in Heidelberg
Dozent und Advisor
Past-Präsident der Internationalen Studiengemeinschaft für Pränatale und Perinatale Psychologie und Medizin (ISPPM)
Past-Präsident der Deutschen Gesellschaft für Psychohistorische Forschung
Mitglied psychoanalytischer (DPG, DGPT) und anderer Fachgesellschaften

Einleitung

Seit 1970 befasse ich mich mit Geburtstraumen und den damit verbundenen Ausnahmezuständen sowie deren spezifischen Auswirkungen auf die Säuglingszeit, Kindheit und das Erwachsenenalter. Ich habe Babys bei ihrer Geburt beobachtet, objektive Protokolle darüber geführt und diese Menschen ein bis zwanzig Jahre oder länger begleitet. Zudem habe ich Mediziner sowie Psychologen über die Geburten ihrer Klienten und die langfristigen Auswirkungen befragt. Außerdem befasste ich mich mit den Traumen, die Mütter im Zuge der Geburt eines Babys erleben können, sowie deren Auswirkungen auf lange Zeit. Im Zuge dieser Arbeit machte ich zahlreiche Entdeckungen, mit denen ich nicht gerechnet hatte, und die ich wie folgt kurz zusammenfassen möchte:

- Die meisten Geburten in den Industrieländern gehen mit irgendeiner Art von Geburtstrauma einher, dessen Grad von leicht bis schwer reicht;
- Der Geburtsvorgang umfasst vier Phasen. Jede von ihnen ist durch bestimmte psychische Anstrengungen gekennzeichnet, die eindeutige psychische Folgewirkungen haben;
- Geburtstraumen haben vier grundlegende Ursachen: Schwierigkeiten während einer oder mehreren Phasen der Geburt, pränatale Traumen, ungelöster Stress und Traumen der Eltern, sowie geburtshilfliche Eingriffe und Verfahren;
- Geburtstraumen haben lebenslange Auswirkungen auf die Persönlichkeit und die Entwicklung eines Menschen, und Geburtstraumen bewirken bestimmte Störungen in der Kindheit und im Erwachsenenalter;
- Geburtstraumen erzeugen vorhersehbare Symptome und Muster, die mit einer therapeutischen Behandlung gelöst werden können; und
- Geburtstraumen können zu jedem Zeitpunkt des Lebens behandelt werden, jedoch je früher dies geschieht (die Säuglingszeit ist optimal), desto besser können sich menschliches Potential, Spiritualität, Selbstwert und andere positive Qualitäten entfalten und verstärken (Emerson, 1995).

Wenn ich das Wort *Trauma* verwende, dann verstehe ich darunter negative und schmerzliche Erfahrungen mit dauerhaften Auswirkungen und Einflüssen. Traumen können durch ein einmaliges Ereignis oder aber durch mehrere Ereignisse verursacht werden (wie z. B. Ablehnung in der Schwangerschaft oder über mehrere Jahre). Geburtshilfliche Eingriffe gehören in die Kategorie der Traumen, die durch ein einmaliges Ereignis entstehen, obwohl sie manchmal auch durch mehrere Ereignisse verursacht werden können, z. B. dann, wenn während der Geburt eine Anästhesie drei- oder viermal durchgeführt wird.

Meine Forschungsarbeit hat ergeben, dass medizinische Eingriffe bei der Geburt offenbar langfristige Beeinträchtigungen (sowohl physischer als auch psychischer Natur) nach sich ziehen. Daher ist es notwendig, die Gefahrlosigkeit der herkömmlichen geburtshilflichen Maßnahmen zu hinterfragen. Die amerikanische Wissenschaftlerin Henci Goer weist in ihrem Buch „Obstetric Myths Versus Research Realitites" („Geburtshilfliche Mythen versus wissenschaftliche Tatsachen") darauf hin, dass die häufigsten Eingriffe der Geburtshilfe heutzutage routinemäßig durchgeführt werden, obwohl es weder medizinische Begründungen für ihren Einsatz, noch ausreichende Beweise für ihre Gefahrlosigkeit gibt (Goer, 1995). In der Tat basieren geburtshilfliche Eingriffe offensichtlich eher auf Überzeugungen und Mythen als auf wissenschaftlichen Tatsachen. Diese Ansicht wird von vielen WissenschaftlerInnen geteilt, wie etwa von Robbie Davis-Floyd (1992), Henci Goer (1995) und Thomas Verny (1992). Letzterer meint, dass „viele der hoch technisierten Tests, Eingriffe und Standardprogramme, die in der Geburtshilfe eingesetzt werden, über keine bewiesene Wirksamkeit verfügen und tatsächlich eher Ritualen gleichen, als medizinischen Eingriffen. Was als wissenschaftlich erachtet wird, ist oft nichts anderes als die Ritualisierung einer nicht bewiesenen Überzeugung." Wieder andere, wie etwa David-Floyd (1992), vertreten die Ansicht, dass die Methoden der Geburtshilfe im Wesentlichen nichts anderes, als das einer Kultur innewohnende Kräfteverhältnis widerspiegeln. Das bedeutet unter anderem, dass geburtshilfliche Eingriffe, Rhythmen und Bedürfnisse einer Kultur repräsentieren und den Zweck haben, diese kulturellen Überzeugungen und Praktiken zu verfestigen und den Menschen einzuschärfen. Man könnte somit das Argument vorbringen, dass die Gewalt, die Entmachtung und der Missbrauch, die mit den gängigen Methoden der Geburtshilfe den Menschen anerzogen werden (wie weiter hinten in diesem Kapitel beschrieben wird), in gewisser Weise dazu beitragen, die kulturellen Praktiken und Glaubenssätze aufrecht zu erhalten, die notwendig sind, um das Überleben in den modernen westlichen Kulturen zu sichern. Es scheint jedenfalls, als ob geburtshilfliche Methoden eher auf kulturellen, mythologischen, spekulativen bzw. finanziellen Kräften beruhen als auf wissenschaftlichen Begründungen. Dies bedeutet, dass die Notwendigkeit der meisten geburtshilflichen Eingriffe nicht durch wissenschaftliche Methodik bestätigt sind und auf Überzeugungen anstelle von Tatsachen basieren.

Dies war grundsätzlich in der ganzen Geschichte der Geburtshilfe der Fall, wie ich nun an mehreren Beispielen illustrieren möchte:

- Vor vierzig Jahren waren die meisten amerikanischen Geburtshelfer der Meinung, dass Frauen während der Schwangerschaft nicht mehr als 7 bis 9 Kilogramm zunehmen dürfen, da es ansonsten zu Komplikationen während Schwangerschaft und Geburt wie auch zu Fettleibigkeit nach der Geburt kommen könne. Allerdings gab es kaum Studien, die eine solche Annahme gerechtfertigt hätten. Im Gegensatz dazu besagen jüngste Studien, dass eine erhöhte Gewichtszunahme in der Schwangerschaft zu gesünderen Babys führt und das Risiko, dass Babys untergewichtig zur Welt kommen, mindert. Ärzte empfehlen deshalb eine Gewichtszunahme von 11 bis 13,5 Kilogramm für Frauen mit einem Normalgewicht vor der Schwangerschaft, und 13 bis 18 Kilogramm für Frauen, die vor der Schwangerschaft untergewichtig waren.
- Mit der Erfindung der Röntgenstrahlen wurden diese sogleich auch in der Geburtshilfe eingesetzt und als absolut ungefährlich eingestuft, in demselben Maße, wie heutzutage Ultraschall eingesetzt und gefördert wird. Jüngsten Schätzungen zufolge wird Ultraschall in etwa 80 % aller Schwangerschaften bzw. Geburten verwendet, und es gibt Studien, die belegen, dass die Auswirkungen von Ultraschall auf das neurologische System äußerst schädlich sind.
- Die „Steinschnittlage“ (bei der die Frau während der Geburt auf dem Rücken liegt und die Füße in Fussbügel steckt) wird noch immer als die Standardposition für eine Geburt gesehen, obwohl mittlerweile (aufgrund wissenschaftlicher Untersuchungen) bewiesen ist, dass diese Position dem Geburtsablauf nicht förderlich ist und zu Schäden führen kann. Beispielsweise führt die Steinschnittlage dazu, dass
  - das Kreuzbein unweigerlich die Beckenöffnung verengt, was das Hinabgleiten des Babys in den Geburtskanal behindert (und den Geburtsvorgang unnotwendigerweise in die Länge zieht),

- unnötiger Druck und Schmerz für Mutter und Baby entsteht (wodurch Schmerz- und Narkosemittel erforderlich werden) und die Wahrscheinlichkeit des Einsatzes von Geburtszange oder Saugglocke, um das Baby aus dem Geburtskanal zu ziehen, erhöht wird.
- Außerdem werden in der Steinschnittlage Blutgefäße zusammengedrückt, die Blutversorgung des Uterus und des Babys vermindert (Erhöhung des Risikos für Sauerstoffmangel und Gehirnschäden) und
- letztlich wird ein übermäßiger Druck auf Dammgewebe und Beckenboden ausgeübt (Erhöhung der Wahrscheinlichkeit eines Dammschnitts).

Die fehlende wissenschaftliche Begründung für diese Eingriffe wäre vielleicht vernachlässigbar, wenn es nicht die negativen Auswirkungen auf die Menschen gäbe, an denen diese Eingriffe vorgenommen werden. Es existiert eine beträchtliche Anzahl von Einzelberichten und wissenschaftlichen Studien, welche belegen, dass geburtshilfliche Eingriffe negative physische und psychische Auswirkungen haben, einige davon auch langfristiger Natur (Emerson 1996). Als einer der Wissenschaftler, die zu diesem Ergebnis gekommen sind, zieht Verny (1992, S. 101) die Schlussfolgerung, dass „hoch technisierte Tests und geburtshilfliche Maßnahmen sich negativ auf die schwangere Frau und ihr Baby auswirken. Medizinische Eingriffe sind zumeist entwürdigend, entmachtend und mitunter schädlich." Verny zieht daraus den Schluß, dass geburtshilfliche medizinische Eingriffe auf medizinische Risikogeburten beschränkt werden sollen und nicht standardmäßig bei allen Schwangerschaften und Geburten zum Einsatz kommen sollen.

Der Fokus in dieser Publikation richtet sich auf geburtshilfliche Eingriffe, die Zusammenfassung der wesentlichsten Gründe für Traumatisierungen und die Diskussion der psychischen Auswirkungen. Dabei ist es wichtig, zu erwähnen, dass sich diese Eingriffe auch auf ganz spezifische Weise auf den Körper auswirken. So kann die Kombination aus einer Anästhesie und dem verfrühten Durchtrennen der Nabelschnur zu einem drohenden Erstickungszustand unter der Geburt führen, was eine neurologische Beeinträchtigung zur Folge hat (Windle 1969). Newell Kephart, Leiter des Achievement Center for Children an der Universität Purdue, stellt in einer Studie fest, dass Lernprobleme und Verhaltensstörungen bei 15 bis 20 % der untersuchten Kinder auf geringe, nicht diagnostizierte Gehirnverletzungen zurückzuführen sind. Goldberg und Schiffman (in: Pearce 1980) gehen davon aus, dass der Prozentsatz von Schülern mit Lernschwierigkeiten, die auf „neurologische Beeinträchtigungen bei der Geburt“ zurückzuführen sind, 20 bis 40 % beträgt. An dieser Stelle sei bemerkt, dass diese und weitere physische Auswirkungen das Thema einer anderen Schrift sind (Emerson 1996, 1996b; Kohen 1983, 1991). Die vorliegende Publikation konzentriert sich ausschließlich auf die psychischen Auswirkungen geburtshilflicher Eingriffe.

Erinnerungen an die Geburt

Ein Großteil der hier angeführten Beweisgrundlage für das Vorhandensein von Traumatisierungen aufgrund von geburtshilflichen Maßnahmen, geht auf die Geburtserinnerungen von Klienten zurück, die sich spontan oder absichtlich in den Moment ihrer eigenen Geburt zurückversetzt haben, um ihr inneres Erleben während des Geburtsvorganges in Erfahrung zu bringen. Aus diesem Grund ist es unerlässlich, die Bedeutung der Geburtserinnerungen sowie deren Gültigkeit hier auszuführen.

Die Aussagekraft der Geburtserinnerungen wird zum einen dadurch bestätigt, als dass Erinnerungen an die Geburt bei unterschiedlichsten Therapieformen spontan auftreten, auch wenn die theoretische Grundlage der jeweiligen Behandlungsform die Gültigkeit von Geburtserinnerungen möglicherweise nicht anerkennt. In den folgenden Bereichen wurde über Geburtserinnerungen und damit in Zusammenhang stehende Pathologien berichtet: Psychoanalyse (Rank 1929; Feher 1980; Fodor 1949), Hypnose (Rochas 1911; LeCron 1963; Cheek 1974), Hypnotherapie (Chamberlain 1988), Primärtherapie (Janov 1970; Farrant 1986), psycholytische Therapie (Grof 1979), körperorientierte Therapie (Hendricks u. Hendricks 1987; Emerson 1993), Yoga-Atmung (Grof 1988) und Festhaltetherapie (Laibow 1986, 1988). Außerdem treten Geburtserinnerungen in Träumen und Albträumen auf (Peerbolte 1975) und manifestieren sich häufig in Kunstwerken bzw. künstlerischen Darstellungen.

Ein weiterer Beweis für die Aussagekraft von Geburtserinnerungen stammt von klinischen Forschungen über Regressionstherapie, welche aufzeigt, dass Klienten spontan regredieren können, egal, ob sie dazu aufgefordert werden oder nicht. In weiterer Folge tritt als Ergebnis dieser Regressionen eine spontane Verbesserung von Symptomen ein. Tausende von Klienten haben dies bereits erlebt und so Erinnerungen an ihre früheste Kindheit, Geburt und in manchen Fällen an ihre pränatale (vorgeburtliche) Zeit freigelegt. Viele von ihnen konnten sich an geburtshilfliche Eingriffe erinnern, konnten ihre Krankheitsursache auf diese Eingriffe zurückführen und erlebten eine spontane Auflösung ihrer Symptome (Emerson 1996b).

Außerdem wird die Aussagekraft von Geburtserinnerungen mittels sogenannter Forschung durch Verifizierung bestätigt. Dabei handelt es sich um einen Forschungsbereich mit dem Ziel, die Geburtserinnerungen der Klienten aus den Regressionen mit objektiven Daten, wie etwa der Krankengeschichte, Berichten von Personen, die bei der Geburt anwesend waren bzw. Erinnerungen von Verwandten und Eltern zu vergleichen. Bei Erwachsenen erhält man Zugang und Bestätigung der Geburtserinnerungen mittels der Technik der so genannten „Offenen Regression“. Bei dieser Methode werden in einem ersten Schritt die bestehenden Symptome der Klienten geklärt. Danach werden die Personen mit Hilfe mündlicher Anweisungen zu beliebigen Ereignissen zurückgeführt (deshalb auch „offene“ Regression, da sie offen für jegliches, spontan auftretendes Erlebnis ist), welche die Grundlage ihrer Symptome bilden und welche ihnen dabei helfen werden die Bedeutung ihrer Symptome zu verstehen. Bei Einsatz dieser Methode können Klienten erfolgreich Erinnerungen an die frühe Kindheit, die Geburt, und in manchen Fällen auch Erinnerungen an die pränatale Zeit freilegen. Unter Verwendung dieser Methode sind bereits tausende Klienten spontan zur Geburt regrediert, besonders zu Erfahrungen und Erinnerungen an geburtshilfliche Eingriffe, und haben die geburtshilflichen Eingriffe als Ursache für ihre Symptome ausfindig gemacht. Zudem hat die Mehrheit dieser Menschen die spontane Auflösung ihrer Symptome erlebt, als sie zu ihren Erinnerungen an geburtshilfliche Maßnahmen gelangten und ihre traumatischen Gefühle wieder erlebten.

- Zum Beispiel regredierte ein Klient, der an Asthma litt, zu seiner Geburt, und entdeckte, dass damals Flüssigkeit in seine Lunge gelangt war. Eine andere Klientin war ständig besorgt um die Zeit, und als sie zu ihrer Geburt regredierte, erfuhr sie, dass ihre Geburt eingeleitet worden war (ohne vorher davon gewusst zu haben). Sam litt an chronischen Albträumen, in denen er von Dämonen verfolgt wurde, und regredierte zu seiner Zangengeburt. In jedem dieser drei Fälle, sowie in tausenden von anderen Fällen, war es den Klienten vorher nicht bewusst, welchen Eingriffen sie bei ihrer Geburt ausgesetzt waren, doch diese Eingriffe konnten durch die Krankengeschichte tatsächlich verifiziert werden. In jedem dieser drei Fälle erfolgte nach Abschluss der Regressionen eine endgültige Auflösung der Symptome.

Beim Vergleich von objektiven Daten oder Erinnerungen von bei der Geburt anwesenden Personen mit den subjektiven Geburtserinnerungen der betreffenden Person erweisen sich letztere als höchst präzise (Chamberlain

1988). Besonders beeindruckend sind jene Fälle, bei denen Erwachsene sich durch das Wiedererleben infolge von Regressionen an den Einsatz von geburtshilflichen Maßnahmen erinnern, die sich auch bestätigen lassen, obwohl ihnen in ihrem Umfeld das Gegenteil erzählt wurde (Emerson 1966b).

- So fand z. B. eine Klientin heraus, dass ihr während des Geburtsvorganges Narkosemittel verabreicht wurden. Als sie ihre Mutter dazu befragte, erwiderte diese: „Auf keinen Fall, ganz bestimmt nicht." Die Klientin setzte ihre Regressionsarbeit fort und konnte sich an noch mehre Details in Zusammenhang mit der Narkose erinnern. Erneut fragte sie ihre Mutter, welche wiederum bestritt, dass Narkosemittel verwendet worden seien. Schließlich erhielt die Klientin jedoch einen Anruf ihrer Mutter, und diese sagte zu ihr: „Ja, es stimmt. Während der Wehen bekam ich keine Narkose, wohl aber bei deiner Geburt, ganz zum Schluss."
- In einem ähnlichen Fall erlebte ein Mann während einer Regression, dass er mit Hilfe einer Geburtszange geboren wurde. Während der Regression wurden an seinen Schläfen Abdrücke der Zange sichtbar (was nicht selten vorkommt), was somit ein weiterer Beweis für die Richtigkeit seiner Erinnerungen war. Als er jedoch seiner Mutter erzählte, dass er eine Zangengeburt war, machte sie sich darüber lustig und sagte, dass das unmöglich sei, da er ja zuhause auf die Welt gekommen war und dass eine Zange bei Hausgeburten gar nicht verwendet worden wäre. Auch er setzte die Regressionsarbeit zu seiner Geburt fort und erlebte dabei noch einige Male, wie sein Kopf – wie er es beschrieb – „in kaltes Metall geklemmt wurde". Schließlich beschloss er, seine Tante zu fragen, die bei seiner Geburt anwesend war. Diese bestätigte, dass die Hebamme tatsächlich eine Geburtszange benutzt hatte, jedoch keine herkömmliche: Sie hatte ein altmodisches und scherenähnliches Küchenzubehör verwendet, das dafür gedacht war, Maiskolben aus tiefen Töpfen mit kochendem Wasser zu holen. Dieses Utensil war ähnlich einer modernen Geburtszange, jedoch viel größer. Die Tante berichtete, dass die Hebamme diese Zange während der letzten zehn Minuten der Geburt verwendet hatte, da der sichtbare Teil seines Kopfes (die Tante konnte ihn sehen) dunkelblau geworden war (ein Zeichen für Sauerstoffmangel), weshalb die Hebamme ihn so schnell wie möglich herausbekommen wollte.

Es gibt hunderte Einzelgeschichten wie diese, wo die Erfahrungen der Klienten von den Eltern dementiert werden, jedoch schließlich durch die

Krankengeschichte und/oder Aussagen von bei der Geburt anwesenden Personen bestätigt werden.

Zusätzlich zu der Arbeit mit Erwachsenen sind auch die Geburtserinnerungen von Kindern eingehend erforscht worden, unter anderem deshalb, weil viele Kinder zwischen drei und sieben Jahren sich spontan an ihre Geburt erinnern (Chamberlain 1988; Emerson 1996h). Diese „Berichte" sind recht unvorhersehbar und spontan, treten in Träumen, Spielen, kreativen Tätigkeiten und spontanen Gesprächen auf und sind ziemlich anschaulich. Chamberlain (1990, S. 7) meint dazu: „Wie auch die Kinder selbst, sind diese Erinnerungen unschuldig, unvorhersehbar und ausdrucksvoll. Sie haben nicht viele Wörter zur Verwendung und stellen das von ihnen Erlebte dar, zeigen auf Körperteile, zeichnen Bilder, geben Bewegungen und Geräusche wieder, wiederholen die Gespräche, die sie gehört haben, berichten akkurat von den Tätigkeiten, die jeder der Anwesenden ausführte und üben mit beharrlichen Fragen wache Kritik darüber, wie die Geburt von Statten ging. Die Eltern können diese Berichte nur bestätigen." Abgesehen von Einzelberichten nach Regressions-Sitzungen und spontanen Berichten von Kindern gibt es verschiedene andere Forschungsstudien, die die Richtigkeit der Geburtserinnerungen bestätigen. Chamberlain (1986) beispielsweise erforschte Mütter und ihre Kinder, die getrennt voneinander unter Hypnose über die Geburt berichteten und verglich anschließend diese Berichte, um herauszufinden, ob sie sich ähnelten. Er kam zu dem Ergebnis, dass die Berichte der Mütter mit denen der Kinder in hohem Maße übereinstimmten.

Im Zuge meiner eigenen Erfahrungen mit Kindern stellte es sich heraus, dass es meistens mündliche Berichte sind, in denen die Kinder von ihren Erinnerungen an die Geburt erzählen – vielleicht deshalb, weil auf diese Weise Erwachsene am ehesten zuhören. Einmal untersuchte ich die Zeichnungen von Kindern aus drei ersten Klassen und stellte fest, dass in den Zeichnungen von 80 % der Kinder deutliche Hinweise auf Traumatisierungen während Geburt oder Schwangerschaft zu sehen waren. Ob mündlich oder durch künstlerische Ausdrucksform, Kinder berichten von ihren Geburtserinnerungen immer mit einer derartigen Ausgereiftheit und Erfahrenheit, die ihre schulische Ausbildung bei weitem übersteigt und geben ein Wissen preis, das sie nur durch persönliche Erfahrung erlangt haben können.

Wenn Kinder mit Worten von ihrer Geburt erzählen, dann geschieht dies meistens spontan und eher dann, wenn sie in keinem direkten Kontakt mit den Eltern sind, z. B. wenn die Mutter gerade mit dem Kochen beschäftigt ist, wenn Mutter oder Vater mit dem Kind im Auto unterwegs ist, wenn das Kind im Einkaufswagen sitzt usw.

- Ein kleines Mädchen (das mehrere Wochen auf der Intensivstation verbracht hatte und die meiste Zeit lang ohne Bewegungsmöglichkeit war), saß gerade am Rücksitz des Autos ihrer Mama als sie sagte: „Mama, warum haben die mir weh getan? Warum haben sie mich festgebunden, Mama, und warum haben sie mir wehgetan?“ „Wer denn, Schatz?“ fragt ihre Mama besorgt. „Haben deine Freunde das mit dir gemacht, oder große Leute?“ „Keine Freunde, Mama, keine Freunde [sie meinte es waren nicht ihre Freunde], es war das Krankenhaus, im Krankenhaus, wo ich war, haben sie mich festgebunden und mir weh getan.“ Die Mutter nahm diese Aussage nicht ernst und sagte: „Ich glaube nicht, dass so etwas geschehen ist, Liebling, sag so was nicht.“ (Später erzählte mir das kleine Mädchen, dass Mama es nicht verstand, was da mit ihr im Krankenhaus passiert war.)

Die meisten Eltern hören ihren Kindern nicht zu, wenn sie von ihren Erlebnissen berichten, und wenn sie zuhören, dann machen sie sich lustig, oder tadeln das Kind, oder fordern das Kind auf, solche Dinge nicht zu sagen. Eltern verstehen meistens nicht, dass ihre Kinder von ihrer Geburt erzählen. Oft tun sie die Äußerungen der Kinder als Fantasiegerede ab und erwidern, dass es ist nicht möglich sei, dass solche Dinge passieren, oder sie belächeln ihr Kind wegen dieses „Unsinns“.

Noch aussagekräftiger und relevanter sind die Geburtserinnerungen von Kindern, bei denen es sehr unwahrscheinlich ist, dass jemals mit ihnen über ihre Geburt gesprochen wurde. Jene Kinder zeigen spontane Erinnerungen an ihre Geburt, die durch die Krankengeschichte sowie auch die Berichte der Eltern bestätigt werden. Beispiele für solche Kinder sind etwa adoptierte Kinder, die gleich nach der Geburt von ihren leiblichen Eltern getrennt wurden und deren Adoptiveltern nichts über ihre Geburt wissen, sowie Kinder, deren Mütter bei der Geburt unter starker Narkose standen, nichts von dem, was während der Geburt passierte, bewusst miterlebt hatten, und sich auch nie darum bemühten, es herauszufinden. Die Erinnerungen dieser Kinder stellen sich als ziemlich präzise heraus, wenn man sie mit den Geburtsprotokollen vergleicht.

- Zum Beispiel träumte ein Kind, das Asthma hatte, von einem Monster, das einen Knoten in seinen Bauch machte, sodass es nicht atmen konnte. Auf dem Bild, das es zeichnete, war ein verknotetes Seil zu sehen, das mit seinem Bauchnabel verbunden war, während es selbst gerade dabei war, durch eine enge Höhle zu kriechen. Das Geburtsprotokoll bestätigte, dass seine Nabelschnur tatsächlich verdreht und verknotet gewesen war und zweieinhalb Mal um seinen Hals gewickelt war, sodass die Sauerstoffzufuhr abgeschnitten worden war, was zu einem ernsten Sauerstoffmangel während und nach der Geburt geführt hatte. Dieses Kind konnte diese Geschichte nicht von seiner Mutter gehört haben, da sie unter Narkose gestanden hatte und nicht einmal wusste, dass dies geschehen war, bis sie das Geburtsprotokoll las. Auch ihr Arzt hatte ihr nie davon erzählt.

- In einem anderen Fall spielte ein adoptierter Junge, der kurz nach der Geburt von seiner leiblichen Familie getrennt worden war und danach nie mehr Kontakt zu ihr gehabt hatte, im Rahmen einer Therapie ein „Geburtsspiel“ (das ist eine Therapiemethode), und spürte dabei einen „Greifer“ ganz oben auf seinem Kopf. Als die (in diesem Fall nötige) Sondergenehmigung erhalten wurde und seine Krankengeschichte geprüft werden konnte, fand man heraus, dass er mittels Saugglocke auf die Welt gebracht worden war (dabei waren Saugnäpfe oder „Greifer“ ganz oben an seinem Kopf angebracht worden).
- In einem weiteren Fall spielte ein 5jähriger adoptierter Junge ebenfalls Geburtspiele (indem er durch von Menschen gebildete Tunnel kriechen sollte), und steckte seinen Kopf immer wieder oben aus dem Tunnel, statt den ganzen Tunnel bis zum Ende durchzukriechen. Gleichzeitig klagte er über Schmerzen am oberen Ende beider Ohren sowie in seinem Kopf, und es wurde ihm schwindelig und schlecht. Als seine Adoptivmutter zu seiner Geburtsgeschichte befragt wurde, wusste diese nichts darüber. Mit der darauf folgenden Sondergenehmigung von Sozialarbeitern wurde sein Geburtsbericht ausgehändigt und es zeigte sich, dass er mittels Kaiserschnitt auf die Welt gekommen war, d. h. dass er von oben aus dem „Geburtskanal“ herausgeholt worden war. Zusätzlich war er mit einer Geburtszange aus dem Uterus gezogen worden, wobei die Zange oberhalb der Ohren angesetzt worden war. Dies hatte während des Herausziehens einen (derartig) starken Druck verursacht, was sowohl zu Schmerzen in seinen Ohren als auch im Inneren seines Kopfes geführt hatte. Diese Information wurde ihm nicht mitgeteilt. Als er gebeten wurde, seine Geburt zu zeichnen, zeichnete er sich selbst, wie er gerade von einem Kran mit Scheren herausgezogen wird und sich kopfüber im Kreis dreht, sodass ihm „schwindelig“ wird.

Wenn Kinder von ihrer Geburt berichten oder ihre Geburtserinnerungen zeichnen, dann tun sie dies mit einer derartigen Ausgereiftheit und einem Wissen, welches ihre schulische Ausbildung bei weitem übersteigt. Anders ausgedrückt haben sie offensichtlich ein Wissen über ihre Geburt, das sie nur durch persönliche Erfahrung erlangt haben können. Zum Beispiel beschreiben (und zeichnen) Kinder

- äußerst präzise Menschen in grünen Kostümen (wobei sie sich auf die grünen Operationsmasken und -kittel beziehen, die seit Jahren in Krankenhäusern Standard sind);
- Instrumente, die sie „harte Klammern", „Klammerscheren", „Kopfscheren", „Hirnpressen", „Ohrenfresser", „Hirnumrührer" oder „Spitzen in meinen Kopf" nennen (die Geburtszange betreffend);
- Instrumente, die von ihnen „das Klodings auf meinem Kopf", „der Greifer an meinem Haar", „der Sauger an meinem Gehirn", „der Saugerwauger", „der Strohalm-Reisser", etc. genannt werden (auf die Saugglocke bezogen);
- „das Seil", „Schlange", „Quetschi", „Wurm" oder „Würger um meinen Hals herum" (bezogen auf ihre Erinnerungen an die um den Hals gewickelte Nabelschnur);
- „Druckknaller", „Wasserknaller", „Sprudelknall", „Wasserhaken", „Wasserfall", „Geysirplatscher", „Wasserknall", „Wasserrauschen", „Super-Schlürfer", „Wasserquelle", „Wasser weg", „leere Quelle", „trockener Sumpf", „trockene Knochen", „trockenes Verfaultes", „heiße Wüste", „Körperabfluss", „Sumpfknochen" etc. (bezogen auf Amniotomie, d. h. das Sprengen der Fruchtblase);
- „Mutterriss", „Blutfalte", „Wandschnitte", „die Mama zerreißen", „der Mama weh tun", oder „Explosionsknall" (bezogen auf den Dammschnitt);
- und „Schreizimmer", „Sirenenzimmer" (wenn daneben eine Notaufnahme war) und
- „Bettenhaus", „Weinzimmer", „trauriges Zimmer", „Lichterhaus", „Zimmer mit Fremden", „Allein-Betten", „Raum mit Reihen und Reihen", „Bettenkrankenhaus", „Bettenstapel" etc. (bezogen auf das Säuglingszimmer).

Wenn hier davon die Rede ist, dass es einen Zusammenhang zwischen geburtshilflichen Eingriffen und gewissen Folgewirkungen gibt, dann meine ich, dass sie scheinbar korrelieren. Eine Korrelation zweier Variablen bedeutet, dass eine Variable größer wird, wenn auch die andere Variable ansteigt. Zum Beispiel haben ein großer Prozentsatz jener Babys, die mit einer Geburtszange geboren werden, später in ihrem Leben Probleme mit Autorität. Sie können selbst sehr autoritär sein oder gegen Autorität rebellieren, oder sie haben einen ständigen Kampf ihr Leben zu organisieren. Aber eine Korrelation beweist noch keinen ursächlichen Zusammenhang. Ohne weitere Forschung kann nicht gesagt werden, dass eine Zangengeburt Probleme mit Autorität verursacht. Ein Beispiel einer Korrelation, die nicht in Zusammenhang mit einer wechselseitigen Ursache-Wirkungsbeziehung steht, ist der Korrelationskoeffizient zwischen dem Regenfall in Ghana und der Zahl der Eistüten, die in Berkeley California konsumiert werden: Der Korrelationskoeffizient (ein mathematisch-statistischer Rechenwert) ist mit 79 sehr hoch. Aber der Kausalzusammenhang ist nicht plausibel. Es ist lediglich eine Beobachtung, die einer eingehenderen Forschung bedarf. Diese Forschungen sind durchgeführt worden, und als Kausalzusammenhang wurde die Temperatur des Wetters herausgefunden. An beiden Orten steigen die Temperaturen in den Sommermonaten dramatisch an, was in Ghana Regen bedeutet, und in Berkeley den erhöhten Konsum an Eistüten. Auch der der Zusammenhang, dass Zangengeburten die Ursache für Autoritätskomplexe in der Adoleszenz und im Erwachsenenalter sind, lässt sich beweisen. Wie sieht der Beweis aus? Wenn Zangengeburtstraumas durch eine entsprechende Behandlung gelöst werden, verschwindet auch der Autoritätskomplex. Auf ähnliche Weise ist auch die Richtigkeit der Diagnose (der vermuteten Ursache-Wirkungs-Beziehung) bestätigt, wenn ein Arzt dem Patienten Penicillin gegen eine angenommene Infektion verschreibt und die Infektion verschwindet.

Bis zum dritten Lebensjahr sind die Erinnerungen an die Geburt noch sehr präsent und zugänglich, wobei sie im Alter von drei bis sieben Jahren langsam ins Unterbewusstsein absinken.

Es gibt viele Arten, wie man mit wissenschaftlichen Methoden die Erinnerungen an Ereignisse, die vor der Myelinisierung* stattfanden, so wie auch Erinnerungen an die vorsprachliche Zeit untersuchen und erklären kann. Grundsätzlich sind sich die meisten Theoretiker und Wissenschaftler darüber einig, dass der Körper der Ort ist, in dem frühe Erinnerungen gespeichert werden. So auch Deepak Chopra: „Dein Körper ist nur der Ort, den deine Erinnerung das Zuhause nennt." Der Prozess der frühen Erinnerung wird gewöhnlich als somatische Erinnerung oder Körpergedächtnis

---

* Ummantelung von Nervenfasern mit Gliazellen, welche dadurch zu myelinisierten (markhaltigen) Nervenfasern werden (Anm. d. Ü.).

bezeichnet. Franklyn Sills, ein englischer Osteopath, sieht die wesentlichste Aufgabe des Bindegewebes darin, Formen zu stützen, und diese Formen erhalten ihre Gestalt durch Traumen und andere mächtige Erfahrungen (nicht alle auf negative Weise). Er geht davon aus, dass der Körper in seiner Form emotionale Gefühle und traumatische Erinnerungen widerspiegelt und in sich bewahrt. Von einer anderen Perspektive aus berichten Bruce Lipton (1995), ein Zellbiologe, und Graham Farrant (1992), ein australischer Psychiater, dass die prä- und perinatalen Zellen von den Interaktionen zwischen den Ungeborenen (Föten und Embryos) und ihrer Umgebung lernen. Sie sind der Meinung, dass das Zellengedächtnis dafür verantwortlich ist, dass sich Erwachsene an ihre Geburt erinnern können. Es gibt drei oder vier weitere Forscher, die auf diesem Gebiet wichtige Arbeit leisten; ihre Ansätze werden in Knaster (1994) und Chamberlain (1990) besprochen.

Eine wichtige Frage in diesem Zusammenhang ist die Frage nach den Mechanismen, mit denen wir uns an geburtshilfliche Eingriffe erinnern können. Die Ansicht der American Psychological Association (Amerikanischer Fachverband für Psychologie), die jüngst in einem Interview von dem Präsidenten dieses Verbands wiedergegeben wurde, ist, dass solche Erinnerungen nicht möglich sein können, da das Nervensystem zu diesem Zeitpunkt noch nicht myelinisiert ist (was bedeutet, dass es noch keine leitende Nervenverbindung mit einer schützenden Umhüllung entwickelt hat). Dennoch weist eine Vielzahl von theoretischen Ansätzen und Forschungsstudien aus unterschiedlichsten Disziplinen darauf hin, dass prä- und perinatale Erinnerungen nicht auf das Zentralnervensystem als Speicherort angewiesen sind, sondern dass der Körper dies übernimmt. Das gilt vor allem für Erinnerungen und Erfahrungen aus der vorsprachlichen Zeit – das ist jene Zeit, in der man sich noch nicht mit Worten ausdrücken kann.

Eine Theorie, mit der ich mir erklären kann, wie Geburtserinnerungen zustande kommen, ist der Prozess der – wie ich es nenne – nonverbalen Eindrücke. Auf diese Theorie stieß ich durch einen Hund, der ein schweres pränatales Trauma erlitten hatte, dessen Wirkung sich in seinem Leben deutlich zeigte. Wenn das bei einem Hund vor der Myelinisierung so geschehen konnte, folgerte ich, dann könnte das auch auf ein Baby vor der Myelinisierung zutreffen. Bei der Theorie der nonverbalen Eindrücke wird nicht davon ausgegangen, dass verbale oder kognitive Fähigkeiten notwendig sind, um zu einem Trauma Zugang zu haben und sich daran erinnern zu können (was die meisten Vertreter der Theorie des zentralen Nervensystems behaupten). Das also, was Hunde und menschliche Babys gemeinsam haben, ist die Tatsache, dass sie keinen kognitiven Zugang zu ihren Traumen haben, und dass ihre Erinnerungen in Form von nonverbalen Eindrücken abgespeichert sind. Dabei ist es wichtig, anzuführen, dass sich mit dem Konzept der nonverbalen Eindrücke nicht die Mechanismen des Gedächtnisses erklären lassen; das Konzept besagt schlichtweg, wenn es einer Spezies mit einer geringeren phylogenetischen Struktur als der des Menschen möglich ist, sich an Erfahrungen während Schwangerschaft oder Geburt zu erinnern, dies auch dem Menschen möglich sein sollte. Das, was ich mit dem Hund erlebte, war Folgendes:

- Dieser Hund, dessen Mutter ich kannte, war noch nicht geboren, als seine Mutter eines Tages mitten auf eine belebte Straße in der Stadt lief, um einem Stock nachzujagen. Plötzlich hörte man lautes Hupen, und ein riesiger Sattelschlepper konnte nicht mehr rechtzeitig bremsen*. Dieser Hund, von dem ich spreche, wurde von seiner Mutter bei der Geburt getrennt und einer Familie gegeben, die auf dem Land wohnte. Sein Name war Brandy. Seinen Besitzern fiel auf, dass Brandy entsetzliche Angst vor Enten hatte, jedoch nicht vor den anderen Tieren auf ihrer Farm. Mit der Zeit erkannten sie, dass es ihr lautes, hupenartiges Quaken war, vor dem er Angst hatte. Immer, wenn die Wildgänse im Frühling in den Norden zogen, und im Herbst wieder in den Süden, versteckte er sich tagelang in der Scheune, zitternd am ganzen Körper. Er konnte es nicht ertragen, wenn man mit ihm laut wurde, und wenn man es doch tat, oder wenn er eine Autohupe hörte, ließ er sich so hinfallen, als wäre er seitlich getroffen worden, und jaulte, als ob er körperliche Schmerzen hätte (was sich genau gleich anhörte, als er sich einmal das Bein gebrochen hatte). Durch all diese Reaktionen machte er immer wieder deutlich, was er bei seinem pränatalen Trauma erlebt hatte, das er erlitt, als seine Mutter von dem Sattelschlepper angefahren wurde, der laut hupte, um den Unfall zu vermeiden, und der Brandy in die Seite traf, womit ihm große Schmerzen zugefügt wurden.

Offensichtlich ist es also so, dass wir uns an die Auswirkungen von pränatalen Eindrücken, sei es mit oder ohne Sprache, erinnern können und diese eine große Auswirkung auf unsere Persönlichkeit und Entwicklung haben.

---

* Die Hundemutter überlebte diesen Unfall glücklicherweise (Anm. d. Ü.).

Hintergrund

Vor einigen Jahren fragte ich einen sehr bekannten Geburtshelfer, ob es einen Unterschied gäbe zwischen Babys, die mittels Zangengeburt auf die Welt kamen, und Babys, die ohne Zangengeburt auf die Welt kamen. Daraufhin sah er mich skeptisch an, als ob ich ihm gerade eine höchst sonderbare Frage gestellt hätte, und sagte: „Warum sollte es Unterschiede geben?" Ich antwortete: „Nun, sind Sie nicht auch von den tragischen und schmerzvollen Erfahrungen, die Sie erlebt haben, beeinflusst?" Der Geburtshelfer meinte, dass das natürlich der Fall wäre und er von solchen Erfahrungen beeinflusst sei, dass er jedoch nicht glaube, dass die Geburt ein tragisches oder schmerzvolles Ereignis sei, und dass es für ihn nicht vorstellbar sei, dass Babys sich an ihre Geburt erinnern könnten. Ich hätte dem Geburtshelfer noch weitere Fragen über andere geburtshilfliche Eingriffe stellen können, wie z. B. Narkose, Einleitung, Dammschnitt etc., und er hätte ähnlich darauf geantwortet. Diese Einstellung ist nicht nur die persönliche Einstellung des Geburtshelfers – sie beherrscht nach wie vor die westliche Medizin sowie die westliche Kultur, und hat ihre Ursache in unzureichender Ausbildung.

Vor dreißig Jahren* war mir noch nicht bewusst, dass die Geburt ein einschneidendes Erlebnis ist, dass man sich an die Geburt erinnern kann, oder dass die Geburt bedeutende Auswirkungen auf das Leben eines Menschen hat – bis ich mich eines Tages während meiner Therapiesitzung plötzlich an meine eigene Geburt erinnerte. Doch das Wort erinnern trifft nicht ganz zu – erfahren drückt es besser aus.

- Ich fühlte mich, als ob ich gerade geboren werden würde (sowohl geistig als auch körperlich), ich fühlte und ich weinte, würgte, schwitzte, und erlebte viele Bewegungen, die für ein Baby bei der Geburt typisch sind. Zuerst handelte es sich vorwiegend um ein körperliches Erlebnis, mächtig und überwältigend. Erst nach zehn bis fünfzehn Minuten wurde mir klar, dass ich wahrscheinlich gerade meine eigene Ge-

* vor 1970 (Anm. d. Ü.).

> burt wieder erlebte, und ich war schockiert und konnte es nicht glauben. Mein Therapeut war noch schockierter und konnte es schon gar nicht glauben, hatte er doch bis dahin noch niemanden gekannt, der behauptet hatte, sich an seine Geburt erinnern zu können. Im Verlauf mehrerer Sitzungen konnte ich mich Schritt für Schritt mehr an meine Geburt erinnern, sie erfahren und zu einem Gesamten zusammenbauen, und damit auch das schwere Trauma begreifen, das damit einherging. Ich hatte an einer Gedeihstörung gelitten, hatte bei meiner Geburt weniger als ein halbes Kilogramm gewogen und wäre beinahe gestorben. Meine Zwillingsschwester starb bei der Geburt, und meine Mutter fiel in eine Depression, die ein Jahr andauerte, währenddessen sie für mich nicht erreichbar war. Außerdem hatte ich Klumpfüße, die eine schmerzhafte und physische Behandlung sowie das zwei Jahre lange Tragen eines Oberschenkelgipses an beiden Beinen erforderten. Ich verbrachte sechs Wochen auf der Intensivstation, wo ich keinen Kontakt zu meinen Eltern hatte, nicht gestillt wurde, und kaum in Berührung mit Menschen kam. Meine Symptome zeigten sich jedoch erst, als ich ein junger Mann war (abgesehen von meinen täglichen Weinen während nahezu meiner gesamten Zeit als Säugling und Kleinkind, und der großen Ängstlichkeit während meiner Kindheit und Jugend).

Es ist nicht ungewöhnlich, dass die Symptome eines Geburtstraumas in der Jugend und im frühen Erwachsenenalter auftreten.

Da ich ausgebildet im wissenschaftlichen Arbeiten war, versuchte ich so viele Geburtserinnerungen wie möglich zu verifizieren. Ich durchsuchte Krankengeschichten, befragte den Arzt und die anwesenden Krankenschwestern sowie meine Eltern. Viele meiner Erinnerungen wurden bestätigt, wie etwa die folgenden:

- Bei meiner Geburt wog ich weniger als ein Pfund*, meine Eltern wollten ein Mädchen (da sie schon einen Jungen hatten), ich wurde vor meiner Zwillingsschwester geboren, der Name der Krankenschwester war eine Farbe (Mrs. Gray*), ich verbrachte sechs Wochen auf der Intensivstation, meine Schwester starb 12 Stunden nach der Geburt, und

---

* weniger als 500 g (Anm. d. Ü.)

* In Englisch sprechenden Ländern ist Gray (deutsch: grau) ein verbreiteter Nachname (Anm. d. Ü.).

meine Mutter fiel nach der Geburt in eine Depression (und hatte niemandem davon erzählt, bis ich sie dazu befragte).

Nachdem ich meine Geburt wieder erlebt hatte, begann ich die Literatur aus den Bereichen Medizin, Psychologie, Religion, Anthropologie, Mythologie und andere Quellen zu durchsuchen, um Informationen über Geburtstraumen zu erhalten. Damals (im Jahre 1965) fand ich nur wenige Hinweise zu diesem Thema. In der Medizin bezog sich der Begriff Geburtstrauma hauptsächlich auf den Tod des Kindes oder der Mutter, oder auf Verletzungen durch die Geburt, aber es existierten keine Hinweise auf die Geburt als psychisch traumatisierende Erfahrung. Bei Freud fand ich die Bezugnahme auf Geburtsängste, bei Otto Rank den Hinweis auf das Geburtstrauma, jeweils verfasst in den frühen 1900ern, und beide gingen davon aus, dass die Geburt psychische Auswirkungen hatte. Zudem fand ich in der Mythologie zahlreiche Hinweise auf Geburtstraumen, worauf R. D. Laing (1977) Bezug nahm und diese Hinweise zusammenfasste. Schlussendlich stieß ich auf eine Studie aus dem Bereich der Anthropologie, die sich direkt mit der Frage des psychischen Geburtstraumas befasste und über die ich nun einen Überblick geben möchte.

Studie Geber Die Studie wurde von Marcelle Geber durchgeführt und 1956 im Journal of Social Psychology veröffentlicht. Geber evaluierte (anhand von Tests) die kindliche Intelligenz in „zivilisierten und unzivilisierten“ Kulturen und stellte erstaunt fest, dass die Babys in Uganda die intelligentesten Babys (Kleinkinder) waren, die sie weltweit gefunden hatte, und das trotz der Tatsache, dass diese Kinder eine schlechte pränatale Versorgung hatten, mangelhaft ernährt wurden und das Niveau der elterlichen Erziehung sehr niedrig war (all diese Faktoren würden gemäß psychometrischer Tests auf eine niedrige Intelligenz hinweisen). Entgegen dieser Vorhersage stellten sich ugandische Babys (Kleinkinder) als „weit abseits der Norm“ heraus, was den Faktor Intelligenz bei den Testergebnissen betraf. Geber untersuchte alle in Frage kommenden Faktoren und kam zu dem Schluss, dass das Nichtvorhandensein des Geburtstraumas der einzige Faktor war, der die ugandischen Kinder von den Kindern aus anderen Kulturen unterschied. In Uganda werden die Babys zuhause geboren, oder auf den Feldern, im Bus, oder wo auch immer sich die Mutter gerade zum Zeitpunkt der Geburt befindet. Die Mütter stehen der Geburt nahezu angstfrei gegenüber. Die Geburten dauern recht kurz, und die Mütter nehmen ihr Alltagsleben schon bald nach der Geburt wieder auf und nehmen ihre

Kinder überall mithin. Wenn ein Baby geboren wird, wird seine Geburt gefeiert, es wird geliebt, geschätzt und geehrt.
Geber hatte nun die Absicht, ihre Schlussfolgerung über die Bedeutung des Geburtstraumas zu verifizieren und führte Messungen der Stresshormone (also Adrenalin) durch, mit dem Ergebnis, dass die Adrenalinwerte bei ugandischen Babys signifikant geringer waren als bei Kindern anderer Kulturen. Einige Jahre später hatte Geber wieder die Gelegenheit, ihre Hypothese und ihre Rückschlüsse neu zu beurteilen. Die Franzosen bauten in Uganda Krankenhäuser im Stil der westlichen Kultur, um den Müttern eine Geburt mithilfe westlicher Technologien zu ermöglichen. Geber führte nun erneut Tests durch und verglich Babys, die zuhause geboren wurden mit solchen, die in den neuen Krankenhäusern geboren wurden, und kam praktisch zu demselben Ergebnis: Babys, deren Geburten zuhause stattfanden, verfügten über ein eindeutig höheres Maß an Intelligenz und über signifikant niedrigere Adrenalinwerte, was Gebers Schlussfolgerung untermauerte, dass das Geburtstrauma den Intelligenzgrad signifikant bedingt. Dabei ist es wichtig, hinzuzufügen, dass die Norm der Entwicklung sowie die Testergebnisse der ugandischen Kinder, die im Krankenhaus geboren wurden, vergleichbar mit den Resultaten der Kinder waren, die in europäischen und amerikanischen Krankenhäusern geboren wurden. Das bedeutet, dass das Verlegen der Geburt in ein Krankenhaus dafür verantwortlich ist, dass das menschliche Potential unterdrückt oder geschädigt wird und dass die Normen, die wir für die Intelligenz von Säuglingen und Kindern entwickelt haben, unberechtigterweise niedrig sind.

Nachdem ich Gebers Studie gelesen und studiert hatte, begann ich mich zu fragen, was es denn nun war, dass an Krankenhausgeburten so negativ, so traumatisierend war. War es schlicht die Tatsache, dass sie nicht zuhause stattfanden, an dem Ort, wo sich Mutter und Kind sicher und geschützt fühlten? War es die Umgebung des Krankenhauses, die Angst machte? Waren es die Abläufe im Krankenhaus, die ein erhöhtes Maß an Angst und Stress oder ein direktes Trauma bei Babys verursachten? In einem Versuch, die Antwort auf diese und andere Fragen herauszufinden, entschloss ich mich, meine Notizen der Regressionssitzungen mit Erwachsenen, die ich im Laufe von 20 Jahren gemacht hatte, zu überprüfen und mich auf die Erfahrungen im Krankenhaus zu konzentrieren, von denen die Klienten bei den Sitzungen berichtet hatten. Nachdem ich alle Notizen durchgearbeitet hatte, hatte ich mir einen Überblick über die Kategorien von Geburtserlebnissen verschafft, die mit einer Wahrscheinlichkeit der Traumatisierung einhergingen. Von all den Arten von Geburtserlebnissen, die diese Personen als traumatisch bezeichneten, war die größte und häufigste Kategorie die der geburtshilflichen Eingriffe. Besonders oft berichteten die Betroffenen, dass sie von dem Erlebnis einer High-Tech-Geburt und von geburtshilflichen Eingriffen traumatisiert wurden. Im Allgemeinen schien es klar, dass je größer die Anzahl an erlebten Eingriffen war, desto höher war der Grad des Traumas bei den Betroffenen. In dem vorliegenden Aufsatz werde ich einige der häufigsten Traumatisierungen von Betroffenen durch ihren Kontakt mit geburtshilflichen Eingriffen sowie deren psychische Folgewirkungen beleuchten.

Die Häufigkeit von Geburtstraumen

Mittlerweile sind zahlreiche voneinander unabhängige Methoden zur Erfassung von Geburtstraumen entdeckt und entwickelt worden, und jede einzelne von ihnen beweist, dass die Traumatisierungsrate bei Geburten sehr hoch ist. Unter Verwendung von vier unterschiedlichen Messmethoden kamen Emerson (1995) und seine Kollegen zu dem Schluss, dass 45 % der Säuglinge schwere Formen von Geburtstraumen erleben, für die eine besondere Behandlung erforderlich ist. Weitere 50 % der Säuglinge erleben leichte bis mäßig schwere Geburtstraumen, wobei es Babys im Falle eines leichten Traumas möglich ist, dieses zu verarbeiten und sie somit nur eine einfache Form von Behandlung oder gar keine spezifische Behandlung benötigen (Eltern können mit einigen wenigen Anweisungen und mit Begleitung diese Behandlungen selbst durchführen). Es ist schockierend, sich vorzustellen, dass so viele Babys durch die Geburt traumatisiert werden, und doch weisen sowohl Untersuchungsergebnisse als auch das Ausmaß der Symptome darauf hin, dass dies tatsächlich der Fall ist. Viele Babys weisen Symptome auf, die sowohl von Eltern als auch von Ärzten als normal eingestuft werden, aber in Wirklichkeit auf ein Geburtstrauma hinweisen: z. B. beträgt die tägliche Zeit, in der ein Baby weint, in etwa zwei Stunden (Kitzinger 1990), wobei auch eine Zeitdauer von bis zu sechs Stunden als normal angesehen wird. Allerdings sollte man wissen, dass die durchschnittliche Zeit, die ein Baby ohne Geburtstrauma mit Weinen verbringt, 20 Minuten beträgt, und dass es mit diesem Weinen in erster Linie seine Bedürfnisse und sein Unwohlsein mitteilt. Dies ist nur ein Beispiel von vielen, in denen Symptome als „normal“ erachtet werden, wobei sie in Wahrheit auf ein ungelöstes Geburtstrauma hinweisen. Andere Forscher haben bestätigt, dass die Geburt ein erhebliches Risiko beinhaltet, ein Trauma zu erleiden. Dr. David Chamberlain, Autor des Buches „Woran Babys sich erinnern“* sagt, dass Babys während der Geburt Negatives wie Positives erleben, aber „es selten vorkommt, dass ein Baby keine Art von Trauma erlebt“ (persönliche Mitteilung, 1991).

---

* 1990; engl. Original: „Babies Remember Birth“, 1988 (Anm. d. Ü.)

Warum kommt es so oft zu Geburtstraumen? Dafür gibt es eine Vielzahl von Gründen (Emerson 1996b). Die schlüssigsten Gründe sind die Folgenden:

- die Industrialisierung der Gesellschaft sowie zunehmende Bedeutung und Vertrauen in die Technik,
- folglich der vermehrte Einsatz von Technologie bei der Geburt,
- die Zunahme von Stress in westlichen Kulturen (es ist bewiesen, dass pränataler Stress das Risiko eines Geburtstraumas erhöht),
- ein Anstieg an pränatalen Traumen (z. B. fetales Alkohol- oder Drogensyndrom, ungewollte Schwangerschaften, pränataler Missbrauch und weitere Traumen sind in Industrieländern weit stärker verbreitet als in bäuerlichen und primitiven Kulturen), und
- pränatale Traumen werden während der Geburt wieder durchlebt und haben einen Einfluss darauf, wie die Geburt wahrgenommen und erlebt wird (Emerson, 1996b). Wenn dies zutrifft, so kann eine Geburt als traumatisch erlebt werden, obwohl es tatsächlich keine objektiven Gründe für eine Traumatisierung gibt.

Meiner Ansicht nach ist die Entstehung von Geburtstraumen in erster Linie auf die Industrialisierung der Gesellschaft und die damit zusammenhängende „Technologisierung" der Geburt zurückzuführen, was bedeutet, dass eher Maschinen und Technik den Geburtsprozess bestimmen als die Mütter selbst. Während der letzten 30 Jahre lebte* ich in elf verschiedenen Ländern und bemerkte dabei zwei deutliche Tendenzen:

- Erstens, dass der Einsatz von technisierter Geburtshilfe rasch im Ansteigen ist (z. B. Kaiserschnitt, instrumentelle Geburten, chemisch induzierte Einleitungen und Wehenförderung der Geburt, der Einsatz von Narkosemitteln bei der Geburt etc.), was auch von anderen Forschern wie Mitford (1993), Davis-Floyd (1992) und Goer (1995) beobachtet wurde, und
- zweitens, dass die Häufigkeit von Geburtstraumen dem Grad der Geburtstechnologie entspricht.

Auch Haire meint dazu: „Manche Experten sind der Meinung, dass die Zunahme von Gehirnschäden bzw. neurologischen Störungen bei Kindern (begleitet von Entwicklungsstörungen und Lernschwierigkeiten) in den USA auf eine verstärkte Verwendung von geburtshilflichen Methoden

* seit 1970 (Anm. d. Ü.)

zurückzuführen ist." (Haire 1972; Windle 1969). Im Gegensatz dazu war es selten, ja beinahe ausgeschlossen, Kinder mit Geburtstraumen in den Wüstenregionen Indiens oder den ländlichen Gebieten Osteuropas zu finden, in Gebieten also, wo es keine Krankenhäuser gab und wo eine Geburt ohne Angst und ohne Technik stattfinden konnte. Umgekehrt war es einfach und üblich, Kinder mit Geburtstraumen in den Städten Westeuropas und den USA zu finden, wo mehr als 98 % der Babys in Krankenhäusern und unter Verwendung hochtechnisierter Methoden zur Welt kommen. An dieser Stelle soll erwähnt werden, dass Babys schutzlos gegenüber Stress bei der Geburt sind, da ihr Abwehrsystem noch ganz einfach und unausgereift ist, was dazu führt, dass Babys leicht von Erfahrungen überwältigt und traumatisiert werden, die ältere Kinder oder Erwachsene nicht beeinträchtigen würden.

Meinen Beobachtungen zufolge sind die USA eines der Länder - wenn nicht *das* Land - mit den meisten geburtshilflichen Eingriffen weltweit. Aus den von mir durchgeführten Evaluierungen von Kindern und Erwachsenen geht hervor, dass der Schweregrad eines Geburtstraumas in jedem einzelnen Fall von der Anzahl der erfolgten geburtshilflichen Eingriffe abgeleitet werden kann. Noble (1993, S. 229) stellte fest, dass Frauen auch in Krankenhäusern eine natürliche Geburt erleben konnten, doch dies traf auf weniger als 10 % der Frauen zu. Sie sagt: „Es sind weniger als 10 % der Frauen, die auf natürlichem Wege und ohne Medikamente oder Geräte gebären. In den letzten Jahren ist die Vorstellung von Geburt auf subtile Weise neu definiert worden, um dem technischen Fortschritt zu entsprechen. Für viele Menschen ist eine *natürliche Geburt* heute gleichbedeutend mit vaginaler Entbindung ... und trotz der Verwendung von Narkosemitteln, PDA, Geburtszange oder Saugglocke bleibt es eine *natürliche Geburt.*" Gerbers Studie, die ich bereits zitiert habe*, stimmt mit der Schlussfolgerung überein, dass ein Geburtstrauma von den eingesetzten technischen Mitteln abhängt. Gerber stellte fest, dass bei Kindern, die zuhause geboren wurden, praktisch kein Geburtstrauma aufgetreten ist, während bei Kindern, die in hoch technisierten Krankenhäusern geboren wurden, es häufig zu einer Traumatisierung bei der Geburt kam (gemessen an Entwicklungsverzögerungen und der Höhe des Adrenalinspiegels). An dieser Stelle möchte ich erwähnen, dass ich auch in westlichen Krankenhäusern bei Geburten anwesend war, die keine Traumatisierung mit sich brachten. Diese Geburten können dann stattfinden,

---

* im Kapitel „Hintergrund" (Anm. d. Ü.).

- wenn die Frau keine Angst davor hat, zu gebären (z. B. wenn sie bereits eine oder mehrere Geburten hatte),
- wenn die Frau den Geburtsprozess selbst bestimmt und wenn sie Wahlfreiheit hat,
- wenn die Frau von dem Arzt/der Ärztin sowie von den Anwesenden in ihrer Selbstbestimmung unterstützt wird,
- wenn die Frau professionelle Unterstützung während der Geburt erhält (Doulas oder auch Hebammen, die in der Lage sind, die Art von Unterstützung, die notwendig ist, zu bieten), und
- wenn die Frau in einem alternativen Geburtszentrum eines Krankenhauses oder in einer separaten Geburtsklinik entbindet.

Wenn es stimmt, dass die Technologisierung der Geburt der Hauptgrund für die Entstehung von Geburtstraumen ist, und wenn stimmt, dass die Geburtstechnologie immer stärker zunimmt, ist es wichtig, dass wir die Gründe für das steigende Vertrauen in die Technik näher beleuchten. Die folgenden Fakten über den Anstieg der Geburtstechnologie stammen von erfahrenem medizinischem Fachpersonal:

1) Geburtstechnologie wird einfach deshalb eingesetzt,
   - weil sie zur Verfügung steht,
   - weil Ärzte darin ausgebildet sind, sie anzuwenden,
   - weil Ärzte von ihrer Wirksamkeit überzeugt sind,
   - weil der Ruf von Krankenhäusern mitunter von ihrer technischen Ausstattung abhängt, und
   - weil sich mit dem Einsatz von Technologie bei der Geburt Geld verdienen lässt.

2) Geburtstechnologie wird routinemäßig eingesetzt, also auch dann, wenn es keinerlei Komplikationen gibt, z. B.
   - wird die Mutter an einen Wehenschreiber (CTG) angeschlossen und erhält Infusionen, auch wenn keine Geburtskomplikationen vorliegen;
   - Babys, die auf natürliche Weise innerhalb von 15 Minuten geboren werden würden, werden dennoch mit der Geburtszange herausgeholt;
   - bereits beim ersten Anzeichen von Stress für das Baby wird ein Kaiserschnitt durchgeführt, sogar dann, wenn dieser Stress nur sehr schwer technisch erfassbar und feststellbar ist.

3) Geburtstechnologie verursacht Komplikationen, z. B.

- führen Narkosemittel dazu, dass weder die Mutter genügend presst, noch das Baby sich ausreichend herausbewegen kann, was zu einer Geburtskomplikation namens „Geburtsstillstand" führt;
- außerdem schränkt eine routinemäßige Überwachung mittels CTG und das Anhängen der Mutter an Infusionen (was in den meisten Krankenhäusern Standard ist) die Mobilität der Mutter ein, was zu einer zu geringen Gebärmutterhalsverkürzung und einer zu geringen Muttermundöffnung führt, womit ebenfalls der sogenannte „Geburtsstillstand" bewirkt wird;
- Blasensprengung und vaginale Routineuntersuchungen erhöhen das Risiko von Infektionen der Mutter (was eine ernste Geburtskomplikation ist) und erhöhen zudem das Risiko einer Hypoxie (einer schweren Komplikation, bei der es zu Sauerstoffmangel kommt), da es ohne den Schutz des Fruchtwassers eher passieren kann, dass die Nabelschnur gegen das Schambein der Mutter gedrückt wird;
- und Einleitungen führen zu schnellen und schmerzvollen Geburten und bewirken eine Komplikation namens posttraumatisches Schocksyndrom.

4) Geburtstechnologie wird im Falle von „Scheinkomplikationen" angewendet. Die meisten Geburtskomplikationen sind eher nicht deutlich erkennbar und werden subjektiv festgelegt. Anders ausgedrückt, die medizinische Erfassung von Geburtskomplikationen ist oft subjektiv und ungenau, weshalb Eingriffe für „Scheinkomplikationen" (also nicht vorhandene Komplikationen) auch heute noch durchgeführt werden. In den 1970ern und 1980ern zum Beispiel war das zephalo-pelvine Missverhältnis (Missverhältnis zwischen der Größe oder Form des Beckens der Mutter und des Kopfes des Babys, wodurch eine vaginale Geburt schwierig oder gar unmöglich wird) die in den Geburtsprotokollen von Krankenhäusern am häufigsten angeführte Geburtskomplikation und war damit der häufigste Grund, um einen Kaiserschnitt zu rechtfertigen. Als ich jedoch eine stichprobenartige Untersuchung der verschiedenen Krankengeschichten durchführte, stieß ich auf keinen einzigen Fall, bei dem dieses Missverhältnis medizinisch bestätigt wurde. In den 1990ern wird dieses Missverhältnis kaum als Ursache für eine Geburtskomplikation erwähnt. Stattdessen ist fetaler Stress (und ein gestörter Geburtsverlauf) die am häufigsten genannte Komplikation, trotz der wohlbekannten Tatsache, dass fetaler Stress kaum verlässlich zu messen oder zu interpretieren ist (das heißt also, dass zwei Ärzte ein und dasselbe Ergebnis unterschiedlich bewerten – der eine wird aus dem Messergeb-

nis schließen, dass fetaler Stress vorliegt, der andere nicht). Diese falsche Stress-Rate beträgt in etwa 50 % (das bedeutet, dass der Wehenschreiber auch dann Stress beim Baby feststellt [oder es wird Stress interpretiert], wenn das Baby in keiner Stresssituation ist). Daraus lässt sich schließen, dass viele Untersuchungen hinsichtlich fetalen Stresses – so wie die geburtshilflichen Eingriffe, die sie zur Folge haben – nicht notwendig sind. Das bedeutet wiederum, dass Babys Eingriffe erleben, die gar nicht nötig gewesen wären – Eingriffe wie Zangengeburten, Saugglockengeburten und Kaiserschnitt-Geburten. Bei mindestens der Hälfte der Fälle verbessert die Überwachung mittels CTG den Geburtsausgang in keinster Weise. Der Anstieg der Kaiserschnitt-Rate von ca. 5 % auf 25 % geht hauptsächlich auf den Einsatz von Wehenschreibern und der damit zusammenhängenden Diagnose „fetaler Stress“ zurück.

5) Geburtshilfliche Eingriffe erzeugen geburtshilfliche Eingriffe (d. h. dass Eingriffe die Notwendigkeit weiterer Eingriffe mit sich bringen), was einen Teufelskreis an medizinischen Eingriffen sowie einen hoch technisierten Geburtsablauf zur Folge hat. Medizinische Fachkräfte haben mir mehrmals bestätigt, dass viele Eingriffe Auswirkungen mit sich bringen, die weitere Eingriffe notwendig machen, sodass der Geburtsprozess zu einer Spirale wird, die den Einsatz von immer mehr Technologie erfordert. Hierzu gibt es eine Vielzahl von Beispielen:

- Wenn etwa ein elektronischer Wehenschreiber am Kopf des Babys angebracht werden soll, so macht dies eine Blasensprengung erforderlich (ein Eingriff, der Amniotomie genannt wird). Die Blasensprengung wiederum erhöht die Geschwindigkeit des Geburtsprozesses und verstärkt die Schmerzen, wodurch Schmerz- oder Narkosemittel notwendig werden.
- Wenn eine Blasensprengung erfolgt, so wird die Geburt zu einem Wettlauf mit der Zeit, da das schützende Fruchtwasser abfließt und die Gefahr einer Infektion höher ist. Deshalb werden in diesem Fall eine elektronische Überwachung des Babys sowie eine Einleitung durchgeführt, um den Geburtsverlauf zu überwachen und zu beschleunigen, und häufig endet die Geburt als Kaiserschnitt.
- Eine Überwachung mittels CTG (was in vielen Krankenhäusern Vorschrift ist) verringert die Mobilität der gebärenden Mutter, was wiederum zu einer zu geringen Gebärmutterhalsverkürzung und Muttermundöffnung führt und den Einsatz von weiteren Eingriffen wie Einleitungen erforderlich macht.

- Eine Blasensprengung (und die damit zusammenhängenden Eingriffe) erhöht außerdem das Risiko von Stress beim Baby, da das Fruchtwasser die Nabelschnur davor schützt, gegen den Beckenknochen der Mutter gedrückt zu werden. Wenn es zu fetalem Stress kommt, werden Entbindungen mit mechanischen Hilfsmitteln oder Kaiserschnitt-Geburten sehr wahrscheinlich.
- Wenn einer Mutter Schmerz- bzw. Narkosemittel verabreicht werden (was in 80 % aller Geburten der Fall ist), so ist sie weniger in Kontakt mit ihrem Körper und nicht ausreichend in der Lage, effektiv zu pressen, und es kommt häufig zu Atemproblemen. Das bedeutet, dass jene Mutter weitere Medikamente erhalten muss, um sich aktiver am Geburtsprozess beteiligen zu können und um ihre Sauerstoffzufuhr zu verbessern.
- Wenn der Mutter das wehenfördernde Medikament Pitocin verabreicht wird, erhöht sich die Intensität der Schmerzen, was wieder zum Einsatz von Narkosemitteln führt. Narkosemittel jedoch können dazu führen, dass die Motivation der Mutter oder ihre Fähigkeit zu pressen reduziert und die Wehentätigkeit verringert wird, was wiederum andere Eingriffe wie die Verabreichung wehenfördernder Mittel oder Entbindungen mit mechanischen Hilfsmitteln etc. notwendig macht.
- Wenn Frauen aufgefordert werden, sich hinzulegen, so verengt sich die Beckenöffnung, was die Notwendigkeit der Verwendung von Geburtszange oder Saugglocke vielfach erhöht. Die Steinschnittlage bewirkt, dass sich die Beckenöffnung verengt und die Mutter das Baby gewissermaßen nach oben statt nach unten pressen muss. Dies erhöht die Wahrscheinlichkeit einer Reihe von Geburtskomplikationen wie etwa Geburtsstillstand oder fetalen Stress.
- Die Position der Steinschnittlage übt außerdem Druck auf die Blutgefäße der Mutter aus, was den Blutstrom zum Uterus verringert. Dies wiederum erhöht das Risiko einer Hypoxie (zu geringer Sauerstoffzufuhr), was bei einem Baby zu neurologischen Schäden und/oder Hirnschäden führen kann und stark invasive Eingriffe notwendig macht, die für das Baby – wenn nicht auch für seine Mutter – eine hohe Wahrscheinlichkeit der Traumatisierung mit sich bringen.

Die technisierte Geburt – funktioniert sie?

Die medizinische Begründung für Interventionen im Geburtsprozess ist, plötzlich auftretende traumatische Notsituationen zu reduzieren und eine sichere Geburt für Mutter und Kind zu ermöglichen. Doch geht diese Rechnung auf? Die medizinische Definition von Geburtstrauma bezieht sich für gewöhnlich auf physische Notsituationen oder Verletzungen von Mutter oder Baby, oder auf den Tod des Kindes und/oder der Mutter während oder nach der Geburt (manche Studien definieren dafür einen Zeitraum von bis zu einem Jahr nach der Geburt). Es sind zwar keine bundesweiten Statistiken über physische Notlagen oder Verletzungen verfügbar, wohl aber über die Sterblichkeitsrate. Wenn wir nun die USA mit den 16 am höchsten entwickelten Ländern der Welt vergleichen, so verzeichnen die USA die höchste Kindersterblichkeitsrate, d. h. die höchste Geburtstrauma-Rate unter den 16 am meisten entwickelten Ländern der Erde. Diese Statistiken besagen also, dass das technisierte Modell der Geburt, das eine häufige Verwendung von geburtshilflichen Eingriffen vorsieht, traumatisierend ist und nicht funktioniert.

An dieser Stelle soll klargestellt werden, dass geburtshilfliche Eingriffe nicht aus Bösartigkeit geschehen, sondern das Ziel verfolgen, Geburtskomplikationen zu vermeiden oder zu beheben. Da sich Komplikationen bei der Geburt in vielen Fällen traumatisch auswirken (sowohl auf die Mutter als auch auf das Kind), sollte es durch Eingriffe – zumindest theoretisch – möglich sein, Traumatisierungen bei der Geburt zu reduzieren. Es scheint jedoch das Gegenteil zuzutreffen, zumindest was die Traumatisierung auf der psychischen Ebene betrifft. Berichte von Klienten und Menschen, die ihre Geburt wieder erlebt haben, deuten darauf hin, dass geburtshilfliche Eingriffe traumatisierend sind bzw. traumatische Folgen haben. Es kommt oft vor, dass ich dem Krankenhauspersonal gegenüber erwähne, dass geburtshilfliche Eingriffe traumatisierend in psychischer Hinsicht sind, woraufhin diese antworten, dass Geburtskomplikationen sehr wohl traumatisierend wären, jedoch die Eingriffe selbst nicht. Nun gibt es einige Kritikpunkte zu dieser Aussage, die ich bereits im vorangegangen Abschnitt besprochen habe. Dennoch ist es wichtig, sie zusammenfassend hier noch einmal anzuführen:

1) Geburtshilfliche Eingriffe sind mittlerweile zur Norm anstatt zur Ausnahme geworden und werden meistens unabhängig von Geburtskomplikationen eingesetzt.
2) Geburtshilfliche Eingriffe fördern die Notwendigkeit von weiteren Eingriffen, sodass die Geburt zu einem hoch technisierten Prozess wird.
3) Geburtshilfliche Eingriffe führen zu Geburtskomplikationen und erhöhen dadurch den Grad der Traumatisierung und die Notwendigkeit weiterer Eingriffe, um diesen Komplikationen entgegenzuwirken oder sie zu beseitigen.

Ich möchte diese Erörterung mit einem Text von Robbie Davis-Floyd (1992) beenden, deren Beschreibung einer normalen Geburt den Standard widerspiegelt, dem die meisten gebärenden Mütter und Familien ausgesetzt sind. Beachten Sie die hohe Anzahl geburtshilflicher Eingriffe, bei denen Mütter eine Reihe von Verfahren und Methoden über sich ergehen lassen müssen, obwohl es keine sichtbaren Komplikationen gibt. Das ist der amerikanische Traum.

> „STANDARDVERFAHREN BEI EINER NORMALEN GEBURT“
> von Robbie Davis Floyd, S. 73–75
>
> Beim Eintreffen im Krankenhaus wird die Mutter, bei der bereits die Wehen eingesetzt haben, in einem Rollstuhl in ein „Vorbereitungszimmer“ gebracht. Dort wird sie von ihrem Partner getrennt, sie wird ihrer Kleidung entledigt und sie wird gebeten, ein Krankenhaushemd anzuziehen, ihr Schamhaar wird rasiert, eine vaginale Untersuchung durchgeführt, und sie bekommt einen Einlauf. Danach darf ihr Partner – so dieser bei der Geburt dabei sein möchte – wieder zu ihr, und sie wird in ein Bett gelegt. Sie bekommt kein oder nur wenig Essen, und an Hand oder Arm wird ihr eine intravenöse (IV) Leitung gelegt. Ihr wird irgendeine Art Schmerzmittel verabreicht. Vielleicht wird damit begonnen, ihr intravenös Pitocin zu verabreichen. Dann wird die Frau mittels eines breiten Gürtels, der ihr um die Hüfte gebunden wird, an einen externen Wehenschreiber angeschlossen, um die Intensität der Wehen und den Herzschlag des Babys zu überwachen. Möglicherweise wird auch ein interner Wehenschreiber angeschlossen, wobei Elektroden am Kopf des Babys angebracht werden; davor muss die Fruchtblase gesprengt werden. Mindestens jede zweite Stunde wird

eine vaginale Untersuchung durchgeführt, später dann häufiger, um zu überprüfen, wie weit das Baby sich schon abgesenkt hat. Oft wird eine PDA (Abkürzung für Epiduralanästhesie*) vorgenommen. Diese der Geburt vorangehenden medizinischen Eingriffe können in unterschiedlichen Zeitabständen über eine verschieden lange Zeitdauer und in unterschiedlicher Reihenfolge durchgeführt werden, abhängig von der Dauer der Wehentätigkeit der Frau und vom jeweiligen Standard des Krankenhauses.

Wenn sich der Zeitpunkt der Geburt nähert, so werden die Eingriffe, die an der Frau durchgeführt werden, intensiver. Sie wird in einen Entbindungsraum transferiert, in Steinschnittlage gebracht, mit sterilen Laken zugedeckt und mit antiseptischen Mitteln überhäuft, und ein Dammschnitt wird durchgeführt. Wenn ihr Baby geboren wird, wird möglicherweise der Oberkörper der Frau leicht gestützt, sodass sie die Geburt in einem Spiegel betrachten kann. Nach der Geburt wird ihr das Baby für eine gewisse Zeit gegeben. Wenn die Plazenta nicht sogleich ausgestoßen wird, wird sie herausgeholt, der Dammschnitt wird zugenäht, die Gebärmutter der Frau wird abgetastet, und es wird noch mehr Pitocin verabreicht, um die Gebärmutter dabei zu unterstützen, sich wieder zusammenzuziehen. Schließlich wird die Frau gewaschen und in ein Krankenhausbett gebracht.

Auch das Baby muss während der Geburt eine Menge an Verfahren über sich ergehen lassen. Während sie* noch in der Gebärmutter ist, wird sie mittels Ultraschall beobachtet; ihre Herztöne werden gemessen; es kann sein, dass eine Elektrode unter die Haut ihres Kopfes eingeführt wird. Wenn das Baby aus dem Geburtskanal austritt, wird ihr Kopf gestützt und gedreht, möglicherweise werden ihre Schultern leicht gedreht, und mit einem Absauggerät wird Schleim von ihrem Mund und den Nasenlöchern entfernt. Sofort nach der Geburt wird die Nabelschnur des Neugeborenen durchtrennt. Sie wird zu zwei verschiedenen Zeitpunkten bezüglich der Apgar-Werte untersucht, sie wird gewaschen, gewogen und eingewickelt; in ihre Augen wird Silbernitrat oder ein Antibiotikum getropft und sie erhält eine Vitamin-K-Injektion. Danach wird sie wahrscheinlich ihrer Mutter und/oder ihrem Vater für eine kurze Zeit gegeben, wonach sie in das Säuglingszimmer gebracht

* Teilnarkotisierung (Anm. d. Ü.).

* Die Autorin des Textes verwendet hier für das Baby durchgehend die weibliche Form (Anm. d. Ü.).

wird und dort für etwa vier Stunden zu Bewertungs- und Beobachtungszwecken in eine Plastikwiege oder unter einen Wärmestrahler gelegt wird.

Von diesem Ablauf gibt es quer durch die Krankenhäuser der USA natürlich viele Varianten. Einige der Methoden, die in den 1940ern, 1950ern und 1960ern noch Standard waren, wie etwa das Festbinden der Hände der Mutter, das Ausschließen des Vaters und den Einsatz des „Dämmerschlafes" (also eines Zustandes, in dem die Schmerzen gedämpft werden) während der Wehen, gehören heutzutage zum finsteren Mittelalter. Seit damals haben wichtige Veränderungen stattgefunden, wie etwa die Verwendung von immer höher entwickelten Geräten und Medikamenten sowie die Einstellung, dass es sinnvoll ist, dass der Vater bei der Geburt anwesend ist, und dass die Frau während der Geburt bei Bewusstsein ist. Während der letzten Jahre haben viele junge Ärzte und Ärztinnen damit begonnen, das Rasieren sowie auch den Einlauf von der Liste der Standardmethoden zu entfernen (obwohl sich einige von ihnen bei mir beschwerten, dass die Krankenschwestern, die ihrerseits diesem technokratischen Modell sehr treu sind, diese dennoch oft durchführen). Immer mehr Frauen wählen ein Geburtszimmer oder ein sogenanntes Wehen-Entbindungs-Erholungs-Zimmer, wo sie ihr eigenes Gewand tragen können, keine IV-Leitung gelegt wird, sie sich während der Wehen bewegen können und wo Geburtspositionen wie Seitenlage, Hocken, oder sogar Stehen immer mehr willkommen sind. (Die Tatsache, dass auf viele Standardverfahren verzichtet werden kann, unterstreicht meine Behauptung, dass es sich dabei um reine Rituale handelt.) Trotz dieser Zugeständnisse aufgrund der Nachfrage nach einer „natürlicheren" Geburt bleibt ein gewisses Grundmuster von hoch technisierten Eingriffen dennoch bestehen: In den meisten Krankenhäusern ist heutzutage zumindest eine regelmäßige CTG-Überwachung während der Wehen erforderlich, Schmerzmittel, Pitocin und PDAs finden weitverbreitete Anwendung, und bei einer von vier Frauen findet ein Kaiserschnitt statt. Obwohl es also offensichtlich ist, dass geburtshilfliche Eingriffe negative, langfristige Auswirkungen haben und bei den meisten Geburten unnötig sind, kommen sie dennoch weiterhin häufig zum Einsatz. Dies ist ein komplexes Thema und Gegenstand einer anderen Diskussion. Die Leser können Antworten darauf in einer Präsentation von Emerson am APPPAH*-Kongress in San Francisco 2012 finden (www.birthpsychology.com) oder durch Kontaktaufnahme mit Emerson Seminars, wo die PowerPoint-Präsentation auf Anfrage erhältlich ist.

Im Folgenden werden geburtshilfliche Eingriffe aufgelistet, die üblicherweise bei Entbindungen im Krankenhaus durchgeführt werden. In dem Fall, wo Häufigkeits-Statistiken von medizinischen Wissenschaftlern verfügbar waren (Shanley 1994), werden sie in der Spalte „Häufigkeit" als Prozentsatz angegeben: z. B. bedeutet der Prozentsatz von 95 % bei Blasensprengungen (Amniotomien), dass bei 95 % aller Krankenhausgeburten dieser Eingriff (also das absichtliche Sprengen der Fruchtblase) durchgeführt wird. In dem Fall, wo es keine Statistiken gab, rief ich Hebammen, Krankenschwestern, die als Hebammen ausgebildet sind, und Geburtshelfer und -helferinnen in verschiedenen Teilen der USA an und bat sie, zu schätzen, wie häufig geburtshilfliche Eingriffe in den Krankenhäusern, in denen sie arbeiteten, durchgeführt wurden. Die Beurteilungskategorien dafür waren: nie, fast nie, selten, gelegentlich, mehr als gelegentlich, häufig, fast immer, immer. Die am häufigsten genannten Wertungen (Modalwerte) werden in der Spalte „Häufigkeit" angeführt.

Für das Verstehen der Auswirkungen von geburtshilflichen Eingriffen ist es wichtig, zwischen indirekter und direkter Traumatisierung zu unterscheiden. Indirekte Traumatisierung bedeutet, dass der Eingriff in dem Moment, in dem er durchgeführt wird, keine direkte traumatisierende Auswirkung auf das Baby hat. Stattdessen sind seine Auswirkungen indirekt, was bedeutet, dass sie später bemerkbar werden und andere kritische Zustände bewirken. Die nun folgenden geburtshilflichen Eingriffe stehen in keinerlei Zusammenhang mit Komplikationen bei der Geburt und tragen alle zur Entstehung eines Geburtstraumas bei (siehe weiter unten):

- Beförderung der Mutter in einem Rollstuhl,
- Rasieren,
- Einlauf,
- Anschließen der Mutter an ein CTG,
- Legen von intravenösen Leitungen am Arm der gebärenden Mutter,
- es einer Mutter nicht zu erlauben, zu essen oder zu trinken.

---

* The Association for Prenatal and Perinatal Psychology and Health (Vereinigung für Prä- und Perinatale Psychologie und Gesundheit) (Anm. d. Ü.).

Geburtshilfliche Eingriffe	Häufigkeit (Schätzungen oder Forschungsergebnisse in %)*
Ultraschall während Schwangerschaft/Geburt	häufig
Mutter in Rollstuhl gebracht	gelegentlich
Mutter vom Partner getrennt	mehr als gelegentlich
Mutter rasiert	mehr als gelegentlich
Mutter bekommt Einlauf	häufig
Vaginale Untersuchungen – regelmäßig	fast immer
Mutter – intravenöse Leitung gelegt	häufig
Mutter an CTG angeschlossen	70 % **
Mutter in Steinschnittlage gebracht	häufig
Geburtseinleitung/wehenfördernde Maßnahme durch Pitocinverabreichung	20–40 % ***
Geburtseinleitung/wehenfördernde Maßnahme durch Blasensprengung	häufig
Mutter werden Schmerz-/Narkosemittel verabreicht	80 %
Baby zurückgehalten	selten
Baby von außen manuell gedrückt (Drehung des Babys von Steißlage in Hinterhauptslage/Kopf vor Vagina)	selten
Dammschnitt bei Mutter durchgeführt	gelegentlich
Baby mit geburtshilflichen Instrumenten entbunden	33 %
Baby mittels Kaiserschnitt entbunden	25 %
Kopf des Babys wird gedreht	häufig
Nabelschnur des Babys wird durchtrennt – nach kurzer Wartezeit	häufig
Baby wird abgesaugt	häufig
Baby wird untersucht (Apgar)	fast immer
Baby wird abgewischt, gewaschen, gewogen	fast immer
Baby werden Injektionen verabreicht	fast immer
Baby wird medizinischen Tests unterzogen	fast immer
Baby wird Augen-Antibiotikum verabreicht	fast immer
Baby wird von Mama/Papa getrennt	fast immer
Baby wird medizinischen Untersuchungen unterzogen	fast immer
Baby wird in Neugeborenen-Intensivstation gelegt	gelegentlich

* Statistik laut Shanley (1994)

**Wenn das CTG angeschlossen ist, können Narkosemittel verabreicht werden (gängige Krankenhauspraktik), d. h. die Zeitspanne, in der Schmerz-/Narkosemittel verabreicht werden, reicht vom frühen bis ins fortgeschrittene Wehenstadium, wobei ersteres häufiger der Fall ist.

***Pitocin wird als wehenförderndes Mittel oder für Geburtseinleitungen in 20–40 % aller Krankenhausgeburten eingesetzt.

Zum Beispiel ist das Legen einer intravenösen Leitung am Arm der Mutter für ein Baby wahrscheinlich nicht traumatisierend, wohl aber führt dieser Umstand zu Zuständen, die ein Trauma bewirken können. Wenn eine intravenöse Leitung gelegt ist, ist es der Mutter kaum noch möglich zu stehen, herumzugehen, oder ein Bad zu nehmen. Stehen, gehen und baden fördern jedoch die Öffnung des Muttermundes und die Verkürzung des Gebärmutterhalses. Eine Einschränkung dieser Tätigkeiten führt meistens dazu, dass die Geburt sich in die Länge zieht und kann schließlich zum sogenannten „Geburtsstillstand“ führen. Es gibt zahlreiche andere Eingriffe, von welchen angenommen wird, dass sie sich indirekt traumatisierend auswirken, u. a. Ultraschalluntersuchungen bei der Geburt, die Verwendung eines Rollstuhls, das Trennen der Mutter von ihrem Partner, Rasieren, Einläufe, vaginale Untersuchungen, das Legen intravenöser Leitungen, das Anschließen an ein CTG sowie die Steinschnittlage (Liegeposition). Die unterschiedlichen Arten indirekter Traumatisierung, die diese Eingriffe bewirken, wurden in einer eigenen Publikation (Emerson 1996) zusammengefasst. Der Schwerpunkt der vorliegenden Publikation liegt auf den vier häufigsten geburtshilflichen Eingriffen, die sich in direkter Weise auf das Baby auswirken.

Zusätzlich zur Geburtstechnologie gibt es einen weiteren Grund, warum Geburtstraumen so weit verbreitet sind. Im Zuge meiner detaillierten Beobachtungen der Entwicklungen während Schwangerschaft und Geburt habe ich festgestellt, dass Stress und Traumen in der Schwangerschaft auch auf den Geburtsprozess übertragen werden und somit zu einer Traumatisierung bei der Geburt führen. Dieser Aspekt des Geburtstraumas wird später unter der Überschrift „Interaktion von Traumen“ besprochen. Die vorliegende Publikation konzentriert sich auf grundlegende theoretische Konzepte, auf die Traumatisierung der Psyche durch die häufigsten High-Tech-Eingriffe, und auf die Behandlungsmethoden für Traumen, die durch geburtshilfliche Eingriffe entstanden sind.

Theoretische Grundlagen

Dieser Abschnitt befasst sich mit einer Reihe von wichtigen theoretischen Grundlagen, mit deren Hilfe sich die Auswirkungen von geburtshilflichen Eingriffen auf logische und verständliche Art erklären lassen.

Unbewusste Dynamik

Die Folgewirkung von geburtshilflichen Traumen äußert sich über die unbewussten Anteile der menschlichen Psyche. Mit anderen Worten sind es die unbewussten (und nicht die bewussten) Anteile der Persönlichkeit, die die Auswirkungen von geburtshilflichen Eingriffen transportieren. Dieser Anteil wird von Psychologen als „Schatten" bezeichnet. Der Schatten besteht aus Gedanken, Einstellungen, Gefühlen, Überzeugungen, Wahrnehmungen und Erinnerungen, die eine Person normalerweise nicht bewusst wahrnimmt und sich dessen nur bewusst werden kann, wenn sie durch irgendeine Art von Störung, Stress bzw. Unstimmigkeit in ihrem Leben dazu veranlasst wird, ihre innere Gefühlswelt zu erforschen. Das folgende Beispiel soll dieses Prinzip näher erläutern:

- Ein sehr erfolgreicher Manager liebte seine Arbeit, und seine Kollegen erlebten ihn als tatkräftigen, freundlichen und glücklichen Menschen. Andererseits besaß er überaus mächtige Verhaltensmuster, derer er sich nur ganz vage bewusst war. Hinsichtlich seiner Arbeit traf er oft die Aussage: „Wenn ich hier nicht gleich raus komme, sterbe ich!" Er hatte immer wieder Depressionen, und wenn er sich in diesem Zustand befand, fühlte er sich in seinem Job gefangen, und es kam ihm so vor, als würde er sterben, wenn er nicht umgehend etwas anderes machen würde. Dann wieder, wenn es ihm gut ging, schien er sich an diese Zustände nicht erinnern zu können. Als er mit der Regressionstherapie begann, wurde er dazu eingeladen, zu jenem Erlebnis in seinem Leben zurückzugehen, das ihm helfen würde, seine depressiven Zustände zu verstehen. Obwohl er niemals zuvor an diese Möglichkeit gedacht hatte, regredierte er zu seiner Geburt, bei der er sich gegen das Becken seiner Mutter gedrückt vorfand. Er konnte weder nach vor noch zurück, spürte heftige Schmerzen im Kopf und konnte kaum atmen. Er erlebte eine starke Klaustrophobie (Platzangst) und eine riesengroße Todesangst. Er sagte immer wieder: „Ich will hier raus! Ich bin hier gefangen, ich stecke fest, bitte hol mich hier raus!" Dann spürte er große Schmerzen in seinem Kopf, von denen er vermutete, dass sie von einer Geburtszange stammten, und fühlte sogleich, dass er aus dem Mutterleib herausgezogen wurde. Da die von der Zange verursachten Schmerzen so stark waren, versuchte er sich zurückzuziehen, aber ihm wurde klar, dass er, wenn er das tun würde, wahrscheinlich sterben würde (weil er dann nicht geboren werden würde). Sein Geburtsbericht bestätigte, dass er bei seiner Geburt über einen langen Zeitraum hin feststeckte, dabei Probleme hatte, genügend Sauerstoff zu bekommen, und schließlich mit der Geburtszange herausgezogen wurde. Nachdem er die Regressionstherapie beendet hatte, fühlte er sich in seiner Arbeit nicht mehr gefangen (das bedeutet, dass er sich von der Platzangst befreit hatte), und er litt nicht mehr an irrationalen, depressiven Zuständen (die offensichtlich durch seine Ohnmacht während der Geburt verursacht wurden). In seiner Arbeit fühlte er sich nun so lebendig wie noch nie, war glücklich und zufrieden, dort bleiben zu können, und fühlte keinen Druck, eine andere Arbeit zu suchen. Im Zuge der langfristigen Nachfolgeuntersuchung stellten sich diese Veränderungen seines Verhaltens als dauerhaft heraus. Während einer weiteren Evaluierung seiner Erfahrungen hatte er die spontane Erkenntnis, dass sein vorliegendes Symptom, nämlich die Sehnsucht nach einem neuen Job, deshalb so mächtig gewesen war, weil es den positiven Aspekt der Geburtszange symbolisierte, d. h. die Kräfte, die ihn davor retten würden, stecken zu bleiben und zu sterben. Offensichtlich hatte er eine riesige, irrationale Angst davor, in seinem Job zu bleiben, da er dort womöglich für immer feststecken und schließlich sterben würde, sodass er nur durch einen neuen Job (also durch den Einsatz der Geburtszange) von seinem Nahtoderlebnis befreit werden würde.

Geburtserfahrungen wirken sich auf die unbewusste Ebene aus, und das auf eine subtile, aber beständige, machtvolle Art.

An dieser Stelle soll erwähnt werden, dass Zangengeburten traumatische, aber manchmal auch positive Auswirkungen haben. Ein Athlet z. B.

verwandelte diese unbewusste Dynamik, die die Zangengeburt bei ihm ausgelöst hatte, in eine Olympische Medaille.

- In einer Regression zu seiner Geburt bekam er Zugang zu folgenden Erinnerungen: Er wurde per Kaiserschnitt geboren, wobei ihm von hinten eine Geburtszange angelegt wurde und er mit der Zange so gedreht wurde, dass er in eine Position mit dem Gesicht nach oben gebracht wurde und schließlich mit der Zange herausgeholt wurde. Er war sehr wütend, da er bereit gewesen war, herauszukommen, und er nicht wollte, dass die Ärzte die Zange benützen. Er war außerdem wütend, weil die Ärzte sich ohne vorherige Ankündigung Zugang zu ihm verschafft hatten und ihn auf eine unnötig grobe Art und Weise herauszogen. Seine unbewusste Haltung war es also, nie wieder zuzulassen, dass jemand ihn ohne Vorwarnung oder von hinten zu fassen kriegen würde. Er realisierte, wie vorsichtig und defensiv ihn diese Haltung in seinen zwischenmenschlichen Beziehungen gemacht hatte, und dass dies den Großteil seiner Hoffnungslosigkeit und Depression ausgemacht hatte. Gleichzeitig erkannte er, dass ihn diese Gefühle, die er bei der Geburt erlebt hatte, sehr unterstützt hatten, da sie während seiner Wettrennen wieder an die Oberfläche traten und ihn anspornten. Besonders erfreulich war es für ihn, als er feststellte, dass sich seine Rennzeiten nach Beendigung der Geburtsregressionsarbeit spontan und stark verbesserten und er so ins Olympische Team seines Landes aufgenommen wurde.

Es ist nicht ungewöhnlich, dass es nach einer intensiven Regressionstherapie zu spontanen Verbesserungen der persönlichen Leistungsfähigkeit kommt.

Symbolische Situation als Auslöser

Erinnerungen an geburtshilfliche Eingriffe werden oft in jenen Situationen wach gerufen, die in ihrer Symbolik in gewisser Weise der Geburt ähneln. Ein Geburtstrauma, das z. B. mit dem Vorankommen im Geburtskanal zu tun hat, wird wahrscheinlich in jener Lebenssituation des betreffenden Menschen aktiviert, die mit dem Thema Vorankommen oder fehlendes Vorankommen zusammenhängt. Wenn es bei einem Geburtstrauma um die Erfahrung der Grenzverletzung geht (siehe unten), so wird dieses Trauma immer dann ausgelöst werden, wenn die betreffende Person mit Grenzüberschreitungen, übermächtigen Kräften, fehlender Erlaubnis und/oder autoritären Einstellungen und Verhaltensweisen konfrontiert wird. Wenn ein Geburtstrauma mit dem Einsatz einer Geburtszange zusammenhängt, dann wird dieses Trauma in jenen Situationen aktiviert, in denen äußerliche Kräfte besonders stark sind und es keine persönliche Wahlfreiheit gibt (z. B. bei Militärübungen).

Nun folgt ein Fallbeispiel von einem Mann, dessen Beförderung (d. h. sein Vorankommen) die Gefühle und Erinnerungen seiner Geburt aktivierte.

- Seine berufliche Laufbahn verlief im Wesentlichen ohne jegliche Hinweise auf sein Geburtstrauma, solange, bis ihm eine Beförderung angeboten wurde (d. h. die Beförderung stand symbolisch mit seiner Geburt in Zusammenhang, da er bei der Beförderung die Möglichkeit hatte, einen bedeutenden Fortschritt in seinem Leben zu machen). Als ihm nun die „Beförderung seines Lebens“ angeboten wurde, lehnte er ab und gab als gesundheitlichen Grund dafür einen zu hohen Blutdruck an (zu dem es aber erst gekommen war, als ihm die neue Stelle angeboten wurde). Die eigentliche Ursache für seine Symptome war ihm nicht bewusst, genauso wie sie wohl kaum jemandem bewusst wären. Er erklärte sich zu Regressionssitzungen bereit, in denen er entdeckte, dass bei seiner Geburt die Nabelschnur um seinen Hals gewickelt gewesen war, sodass jede Bewegung nach vorne zu lebensbedrohlichem Sauerstoffverlust geführt hatte. Diese Erfahrung war die Grundlage für sein Gefühl des drohenden Todes (Sauerstoffmangel), als ihm die Beförderung (das Vorankommen im Geburtskanal) angeboten wurde. Sein Körper reagierte auf beide Ereignisse mit einer erhöhten Herzfrequenz und erhöhtem Blutdruck. Nach der Regressionstherapie war es, als wäre eine Wunderheilung geschehen. Er verstand den wahren Grund für seinen hohen Blutdruck und für seine Angst vor einer Beförderung, die er tatsächlich auf einen späteren Zeitpunkt hin verlegen konnte und sie schließlich auch gerne antrat.

Es gibt viele Arten von Situationen, die Erinnerungen an die Geburt auslösen, da sie in ihrer Symbolik der Geburt sehr ähnlich sind. Zum Beispiel können Erinnerungen an eine Anästhesie ausgelöst werden, wenn sich die betreffende Person in einer symbolisch ähnlichen Situation befindet, wie etwa

- beim Kreieren neuer Ideen,

- bei der Notwendigkeit, so schnell wie möglich von einem zum anderen Ort zu kommen,
- im Umgang mit Situationen, die von dringlicher oder wichtiger Bedeutung sind,
- beim Trinken von Alkohol oder bei Verwendung von Drogen bzw. Medikamenten (bei einer Geburt werden üblicherweise Medikamente verabreicht),
- beim Erleben von physischem oder psychischem Schmerz etc.

Alle diese Situationen sind in ihrer symbolischen Aussage der Geburt sehr ähnlich und können Gefühle und Erinnerungen an die Geburt hervorrufen. Wenn das der Fall ist, so erlebt die betreffende Person die Intensität der Gefühle lediglich als eine Erinnerung an die ursprünglich erlebten Gefühle, und es ist kein Erlebnis, das in seiner vollen Wucht dem ursprünglichen gleicht.

■ Zum Beispiel hielt ein Businessmanager, dem bei seiner Geburt eine Anästhesie verabreicht wurde, eine Präsentation „um Leben und Tod", also eine Präsentation, von der sein Job abhing. Plötzlich war er während seiner Präsentation „im Nebel" (also er fühlte sich wie betäubt) und er konnte sich kaum auf das, was er sagen musste, konzentrieren. Er begab sich nicht in die Tiefe dieses Gefühls des Betäubt Seins, das er bei seiner Geburt erlebt hatte, da er ansonsten nicht seine Arbeit hätte machen können.

Katharsis

Klinische Forschung hat ergeben, dass traumatische Gefühle, wenn sie intensiv wiedererlebt werden, durch eine Katharsis (psychische Reinigung) freigesetzt werden können und sich somit in der Folge nicht mehr „im" Organismus befinden, das heißt dass der Organismus auf diese Weise von jeglichen Auswirkungen des ursprünglichen Traumas befreit wird (z. B. Goodfield, 1976).

■ Zum Beispiel war eine Frau im Alter von zwei Jahren von ihrem Vater verlassen worden und schuf in ihrem Leben ständig Situationen des Verlassenwerdens, indem sie unbewusst mit solchen Männern eine Beziehung einging, die ihre Partnerin kategorisch verließen, bzw. manipulierte sie die Männer (unbewusst) dahingehend, dass die Partner

> sie verließen. Indem sie den Verlust dieser Männer in ihrem Leben betrauerte und dabei von ihrer Familie, ihren Freunden und Therapeuten unterstützt wurde, ging es ihr langsam besser und sie begann, eine bessere Wahl bei Männern zu treffen. Dennoch waren ihre Symptome nicht verschwunden. Mit Hilfe ihres Therapeuten regredierte sie schließlich bis zu ihrer frühen Kindheit, wo sie den Verlust ihres Vaters erlebte. Dieses Wiedererleben befreite sie von dem Zwang oder Bedürfnis, dieses Szenario des Verlassenwerdens wieder und wieder erleben zu müssen.

Die Regressionstherapie ist eine der ältesten Behandlungsformen bei psychischen Störungen und eine bewährte Methode zur Heilung psychischer Traumatisierungen (Emerson 1996c).

Rekapitulation

direkt, vermeidend (Eliminierungstyp), vermeidend (Identifikationstyp), konfrontativ und generativ

Für das Verstehen um die Auswirkungen von geburtshilflichen Eingriffen ist das wahrscheinlich wichtigste Prinzip das der Rekapitulation. Das Webster's Dictionary (1989)* definiert Rekapitulation (recapitulation) als „die Theorie, dass ein Organismus während seiner embryonalen Entwicklung gewisse Stadien durchmacht, in denen bestimmte stammesgeschichtliche Strukturen wiederholt werden." Rekapitulation bezieht sich jedoch nicht nur auf einen biologischen Prozess im embryonalen Stadium. Beim psychischen Aspekt der Rekapitulation handelt es sich um einen Prozess, in dem eine Person vergangene Ereignisse und traumatische Erfahrungen auf unbewusste Weise immer wieder in ihrem Leben erzeugt. Damit versucht diese Person, das Trauma aus dem Unterbewusstsein nach außen zu transportieren, sodass das Trauma im Hier und Jetzt behandelt und durch Katharsis aus dem System der Person gelöst wird. Das Beispiel von der Frau, die unbewusst solche Männer wählte, die sie wieder verließen, ist ein Beispiel für Rekapitulation. Allerdings wird durch Rekapitulation kein Trauma geheilt, sondern die Möglichkeit geboten, sich mit dem Trauma durch therapeutische Arbeit auseinanderzusetzen, in manchen Fällen wird

---

* ein bedeutendes Wörterbuch im englischsprachigen Raum (v. a. in den USA) (Anm. d. Ü.).

durch Rekapitulation das Ausmaß des Schocks im Körper reduziert. Um ein Trauma zu heilen ist eine Reihe von therapeutischen Maßnahmen notwendig (einschließlich Katharsis, Repattering* und Schockbehandlung), genauso auch bestimmte Qualitäten der therapeutischen Arbeit, wie Empathie, Mitgefühl und Sicherheit (und ebenso die Tiefe der Regression, aus der wiederum Sicherheit hervorgeht). Was die Rekapitulation betrifft, so muss man verstehen, dass ein Trauma nicht notwendigerweise direkt wiederholt werden muss, damit eine Rekapitulation geschieht. Rekapitulation tritt dann auf, wenn traumatische Erinnerungen unbewusst aktiviert werden und diese Erinnerungen auf irgendeine Weise mit dem Hier und Jetzt verknüpft werden, oder wenn es zu einem gewissen Ausdruck der zugrunde liegenden traumatischen Erinnerungen kommt. So kann es z. B. passieren, dass traumatische Erinnerungen unbewusst ausgelöst werden, woraufhin das Unterbewusstsein alles daran setzt, eine bestimmte Situation im Leben komplett zu vermeiden (dies wird vermeidende Rekapitulation genannt).

Rekapitulation erfüllt einen grundlegenden Zweck im menschlichen Organismus, nämlich den der Selbstregulation (Homöostase), also der Rückkehr des Organismus zu seinem Normzustand. Das beste Beispiel dafür ist im physischen Bereich die Körpertemperatur: Wenn Viren oder Bakterien in den Körper eindringen, wird die Körpertemperatur erhöht, um die Bakterien oder die Infektion zu bekämpfen und anschließend den Körper wieder in seinen vorherigen, normalen Zustand zu bringen. Ähnliches trifft auf ungelöste Traumen zu: Sie müssen auf irgendeine Art nach Außen treten (durch direkte oder konfrontative Rekapitulation), sodass die Person das Trauma „sehen und fühlen“ kann und dieses in der Folge behandelt und gelöst werden kann.

Unabhängig davon, ob es den Versuch gibt, das Trauma (unbewusst) zu wiederholen oder zu vermeiden, sind die Energien des Traumas immer präsent und bestimmen das jeweilige Verhalten einer Person maßgeblich. Es gibt fünf Arten von Rekapitulation*, von denen die erste die direkte, die zweite die vermeidende Rekapitulation ist. Das Ziel der direkten Rekapitulation ist es, das Trauma wieder zu „inszenieren“, sodass es in der

---

* „Repattering“ bedeutet, dass eine Person im therapeutischen Rahmen Erfahrungen macht, bei denen sie im Gegensatz zu ihrer traumatisierenden Ursprungserfahrung, erfolgreich ist (Anm. d. Ü.).

* Direkte, vermeidende (Eliminationstyp), vermeidende (Identifikationstyp), konfrontative, generative Rekapitulation (Anm. d. Ü.).

wirklichen (bewussten) Welt nach Außen treten und man sich damit auseinandersetzen kann. Direkte Rekapitulation kann als ein Mechanismus der Selbstregulation betrachtet werden, als Versuch, ungelöste Traumen durch eine Katharsis freizusetzen, ähnlich dem Fieber, das ebenso ein Mittel der Selbstregulation ist, indem es Infektionen bekämpft und den Körper wieder in seinen normalen Zustand bringt. Das bedeutet, dass Menschen, die diese Art von Rekapitulation ausagieren, abartige, neurotische Kräfte gegenüber den sie ursprünglich traumatisierenden Energien haben. Diese Personen rekapitulieren (direkt), indem sie sich in solche Situationen begeben, die ihre Traumen auslösen, oder indem sie Situationen in ihrem Leben so herbeiführen, dass dadurch die Traumen ausgelöst werden. Ein Beispiel dazu:

- Eine junge Mutter, die mittels Geburtszange auf die Welt kam, heiratete einen herrischen Polizisten, der sie, sehr zu ihrem Leidwesen, herumkommandierte und ihr Leben kontrollierte (genau wie bei ihrer Geburt, als Kontrolle über ihren Kopf ausgeübt wurde).

Eine wesentliche Eigenschaft der Rekapitulation ist die Selbstregulation, d. h. es geht um den unbewussten Versuch, die Person in einen ausgeglichenen Wesenszustand (Homoöstase) zu bringen, genauso wie Fieber eine Infektion zu bekämpfen versucht, um den Menschen wieder in seinen Gleichgewichtszustand zurückzubringen. Wenn Menschen auf direkte Art rekapitulieren, so haben sie dadurch die Möglichkeit, ihre traumatischen Gefühle in Erfahrung zu bringen, und dies ist ein wichtiger Schritt auf dem Weg zur Traumaauflösung (leider sind Rekapitulationen oft nicht erfolgreich, da andere, für die Heilung wichtige Aspekte, nicht aktiviert oder hervorgerufen werden).

Es gibt Menschen, die nur eine Art von Rekapitulation erleben. Sie rekapitulieren ihre Traumen z. B. direkt, und das ihr ganzes Leben lang. Andere wiederum rekapitulieren vermeidend, wieder andere konfrontativ. Bei manchen Menschen manifestiert sich nur eine Art der Rekapitulation, andere schwanken hin und her und ändern ihre Art zu rekapitulieren immer wieder. Es ist im Grunde nicht möglich, einer Person eine bestimmten Art zuzuschreiben. Es gibt beispielsweise Menschen mit einem bestimmten Trauma, wie sexueller Missbrauch, bei denen es zu einer direkten Rekapitulation des Missbrauchstraumas kommt, gleichzeitig zu einer vermeidenden Rekapitulation des Geburtstraumas und einer konfrontativen Rekapitulation eines anderen Traumas. Es ist hier nicht möglich, zu verallgemeinern. Wenn man sich erst einmal eines Traumas bewusst ist, so ist es wichtig, die unterschiedlichen Arten zu kennen, durch die es sich manifestieren kann. Es ist wichtig, zu wissen, dass jedes Trauma direkt, vermeidend oder konfrontativ rekapituliert werden kann. Es ist sehr hilfreich, Ihre Klienten, Freunde oder sich selbst hinsichtlich dieser Kriterien zu beobachten und zu fragen: Wie rekapituliere ich dieses Trauma? Zuallererst – was ist mein Trauma? Wie habe ich es erlebt, und wie rekapituliere ich es? Das ist wirklich sehr aufschlussreich. Ich persönlich habe die meiste Zeit lang direkt rekapituliert, was mein Leben sehr turbulent, aber gleichzeitig sehr interessant gemacht hat. Möglicherweise ist es so, dass die meisten Menschen, die eine Regressionstherapie machen oder sich grundsätzlich in Therapie begeben, eher direkt rekapitulieren, da sie dazu neigen, ihre traumatischen Gefühle auf eine unmittelbare Art und Weise zu erleben und dadurch motiviert sind, „an sich selbst zu arbeiten". Im Gegensatz dazu führt eine erfolgreiche Vermeidung lediglich dazu, dass die Betroffenen Hilfe für ihre somatischen (körperlichen) Symptome, die auf ihre ungelösten Traumen zurückzuführen sind, suchen. Dies ist häufig der Fall bei Menschen, die konsequent vermeidend rekapitulieren (das bedeutet, dass diese Personen mehr körperliche Symptome aufweisen als Menschen, die direkt rekapitulieren). Diese Personen sind üblicherweise sehr kontrollierend und unbewusst ständig auf der Hut, jegliche Möglichkeit das Trauma zu erinnern, zu vermeiden und dementsprechend die Situation zu kontrollieren, sodass eine Wiederholung des Traumas nicht geschehen kann. Sie weisen oft körperliche Symptome auf. Eine Klientin, die vermeidend rekapitulierte, hatte zahlreiche körperliche Symptome (Kopfschmerzen und gelegentlich Dermatitis) und psychische Ängste. Sie hatte sich ihr Leben so eingerichtet, dass sie niemals wieder in Kontakt mit ihrem Trauma kommen würde. In gewisser Weise war auch dies eine Rekapitulation, jedoch eine Rekapitulation der Abwesenheit des traumatisierenden Auslösers. Personen, die so rekapitulieren, neigen dazu, Kontrolle auf ihren Geist, ihren Körper, ihr Verhalten und ihr Lebensumfeld auszuüben. Außerhalb dieses Kontrollraumes – also dann, wenn sie eine bestimmte Situation, die ihr Trauma in gewisser Weise symbolisiert oder aktiviert, nicht kontrollieren können – sind sie sehr verunsichert.

Manche Menschen rekapitulieren auf unterschiedliche Arten, andere wiederum weisen nur einen Typ auf. Dazu folgende Beispiele:

- Eine junge Frau, die mittels Geburtszange auf die Welt kam, wechselte bei ihren Beziehungen ständig zwischen Männern, die sie, wie sie es nannte, „kontrollierten und herumkommandierten" (direkte Rekapitulation der Art und Weise, wie sie die Geburtszange erlebt hatte) und

Männern, die „schwach waren" und die sie „dominieren konnte" (vermeidende Rekapitulation, Identifikationstyp).

- In einem anderen Fall ging es um einen Mann, der in seiner pränatalen Zeit (sein Vater verließ die Familie) sowie auch nach seiner Geburt verlassen wurde (seine Mutter gab ihn zu seiner Großmutter, bei der er aufwuchs). Dieser Mann machte in seinen Beziehungen schreckliche Dinge, woraufhin seine Freundinnen ihn verließen (direkte Rekapitulation). Jedes Mal fühlte er sich auf fürchterliche Weise verlassen und setzte seinen Charme ein (und er besaß genügend davon), konfrontierte die Frauen mit ihrer fehlenden Verantwortung für die Beziehung (konfrontative Rekapitulation) und brachte sie dazu, zu ihm zurück zu kehren, wodurch er (symbolisch) jene Kräfte besiegte, die ihn traumatisiert hatten.

Welchen Heilungserfolg haben die einzelnen Arten von Rekapitulation? Das ist sehr unterschiedlich. Immer dann, wenn eine Person mit ihren traumatischen Erfahrungen konfrontiert wird, wird das Gefühl von Selbstermächtigung aktiviert. Diese Selbstermächtigung ist ein zentraler Aspekt bei der Behandlung von psychischem Schock und kann den Schock im Körper stark verringern. Selbstermächtigung allein reicht jedoch nicht, um ein Trauma zu heilen. Dafür gibt es zwei Gründe: Für die Heilung von Traumen ist es zum einen notwendig, dass die Person Zugang zu ihren traumatischen Erinnerungen hat und diese Erinnerungen durch Karthasis* freigesetzt werden. Zum anderen ist es erforderlich, dass die Traumen in den richtigen Kontext gestellt werden (d. h. die Person muss darüber Bescheid wissen, in welcher Situation sie verlassen, missbraucht etc. wurde). Das heißt also, dass es durch Rekapitulation möglich ist, Schockzustände, jedoch nicht Traumen, zu heilen. Menschen, die konfrontativ rekapitulieren, sind sich oft nicht der Gründe ihrer Konfrontationen bewusst. Ihnen ist es wahrscheinlich nicht möglich, Heilung von tiefer liegenden Traumen zu erfahren, ehe sie nicht ein gewisses Bewusstsein darüber entwickelt haben. In noch stärkerem Ausmaß gilt das für Personen, die vermeidend rekapitulieren. Bei diesen Menschen ist das Bewusstsein für die Gründe ihres

* (= gr. κάθαρσις „Reinigung") bezeichnet in der Psychologie die Hypothese, dass das Ausleben innerer Konflikte und verdrängter Emotionen zu einer Reduktion dieser Konflikte und Gefühle führt. Vornehmlich wird von Katharsis gesprochen, wenn durch das Ausleben von Aggressionen, z. B. das Schlagen auf einen Sandsack, eine Reduktion von negativen Emotionen (Ärger, Wut usw.) erzielt werden soll. (Quelle: Wikipedia) (Anm. d. Ü.).

Verhaltens noch geringer. In anderen Worten bedeutet das, dass sie möglicherweise eine bestimmte Tatsache aus ihrer Lebensgeschichte wissen (z. B. ich wurde nach meiner Geburt verlassen), aber sie erfassen diese Tatsache nicht mit ihrer Psyche, und das Trauma findet keinen Zugang zu ihrem Bewusstsein hinsichtlich ihres Verhaltens und der Entscheidungen, die sie in ihrem Leben treffen. Das bedeutet also, dass direkte Rekapitulation das größte Heilungspotential von Traumen in sich birgt. In jedem Fall ist es so, dass ein Trauma den Schock, der sich im System befinden kann, aktiviert, was also heißt, dass Schock vor oder gleichzeitig mit dem Trauma behandelt werden muss. Das ist Thema eines anderen Kapitels. Es besteht jedoch kein Zweifel darüber, dass sobald der Schockzustand im Körper verringert wurde und das adrenerge System* stabil ist, die Heilung von Traumen am größten ist, wenn mit einem kathartischen Ansatz gearbeitet wird, der die unterschiedlichen Traumen mit der Situation, in der sie passierten, in Zusammenhang bringt und die betreffende Person dabei unterstützt, sie in ihr Leben zu integrieren. Diese Prozesse sind Thema einer eigenen Publikation (Emerson 1996c).

Im Folgenden werden die fünf Arten von Rekapitulation definiert und genauer beschrieben.

Direkte Rekapitulation

Direkte Rekapitulation, die häufigste Art von Rekapitulation, findet dann statt, wenn eine Person unbewusst Situationen im Leben so wählt oder herbeiführt, dass sie den eigenen, ungelösten Traumen begegnen und diese in Erfahrung bringen kann. Beispielsweise ist es etwa bei Menschen, die als Baby verlassen wurden, höchstwahrscheinlich so, dass sie unbewusst solche Personen suchen, die sie wieder verlassen werden, oder sie werden diese Personen dazu bringen sie zu verlassen, damit sie ihr Trauma des Verlassenwerdens in Erfahrung bringen können.

- Eine Frau beispielsweise, die als Baby verlassen wurde, erzeugte unbewusst diese traumatische Ursprungserfahrung wieder, indem sie zuerst einen fahrenden Händler heiratete, der sie immer wieder verlassen musste, und danach einen Marinesoldaten, der sechs Monate im Jahr nicht zuhause war. Sie fühlte sich ständig verlassen, und ihre direkten

* alle Nervenzellen, deren Transmittersubstanz Noradrenalin oder Adrenalin ist (Anm. d. Ü.).

Rekapitulationen waren unbewusste Versuche eine Karthasis zu aktivieren und ihr Trauma dadurch zu heilen.

Der Zweck der direkten Rekapitulation ist es, ungelöste, traumatische Gefühle wach zu rufen und sie emotional in einem kathartischen Prozess auszudrücken und frei zu lassen. Das Problem dabei ist, dass direkte Rekapitulation zumeist unbewusst stattfindet, d.h. dass es sich für die betreffende Person eher wie ein Schmerz anfühlt, der die gegenwärtige Situation betrifft, als ein Schmerz, der in der Vergangenheit entstand, und sich diese Person wahrscheinlich eher als Opfer erlebt, anstatt sich befreit zu fühlen. Außerdem ist es bei dieser Form von Rekapitulation so, dass eine Heilung der Einbettung in die jeweilige Situation bedarf (also eines Bewusstseins über die Situation, von der die Rekapitulation herrührt) und einer tieferen Katharsis, als es Rekapitulationen üblicherweise erlauben. Aus diesen Gründen sollten sich diese Menschen über ihre Rekapitulationen in einer Therapie bewusst werden und ihre Traumen innerhalb des sicheren und integren Rahmens einer therapeutischen Behandlung erleben, als in Situationen im Leben, wo diese Handlungen störend sein und zusätzliche Probleme schaffen können.

Vermeidende Rekapitulation: Eliminierungstyp

Es gibt zwei Typen von vermeidender Rekapitulation. Der erste ist der sogenannte Eliminierungstyp (Typ E), bei dem die betreffende Person solche Situationen auswählt oder Situationen dahingehend beeinflusst, dass die Möglichkeit einer Begegnung mit ihren ungelösten Traumen ausgeschlossen wird. Das bedeutet, dass obwohl die Erinnerungen an das Trauma im Unterbewusstsein präsent sind, sich diese Person dessen nicht bewusst ist und die traumatischen Gefühle nicht im Hier und Jetzt erlebt werden.

- Ich erinnere mich an eine Frau, einen verlassenen Zwilling. Sie war eine vermeidend rekapitulierende Person (Typ E), die sich ihr Leben dahingehend eingerichtet hatte dieses Trauma des Verlassenwerdens nie wieder in Erfahrung zu bringen. Sie war sich jedoch nicht darüber im Klaren, dass die Art, wie sie ihr Leben lebte, ihr frühes Verlassenwerden widerspiegelte; wie schon gesagt ist dieser Typ im allgemeinen sich dessen nicht bewusst. Als sie erwachsen war, gründete sie ihre eigene Firma, sodass niemand sie jemals feuern (also verlassen) konnte. Sie selbst erklärte es so: „Wenn ich mein eigener Boss bin, kann ich niemals von jemandem gekündigt werden." Außerdem heiratete sie einen Mann mit körperlichen Einschränkungen, da dies für sie bedeutete, dass „er mich niemals verlassen wird, da er mich so sehr braucht."

Personen, die vermeidend rekapitulieren, sind sich ihrer Gefühle, die sie vermeiden, nicht bewusst. Wenn wir z. B. diese Frau nun fragen würden, ob sie jemals verlassen worden sei, so würde sie wahrscheinlich sagen: „Ich weiß nicht", oder „Oh, darüber habe ich noch nie nachgedacht!". Auf den ersten Blick erscheint die vermeidende Rekapitulation vielleicht wie die Lösung eines Traumas, was jedoch nicht zutrifft. Stattdessen sind die Erinnerungen an die traumatischen Erfahrungen noch immer im Unterbewusstsein präsent und äußern sich in Form von Symptomen.

Vermeidende Rekapitulation: Identifikationstyp

Die zweite Art von vermeidender Rekapitulation ist der Identifikationstyp (Typ I), der zwei psychologische Aspekte umfasst: Der eine ist Vermeidung, wie schon zuvor beschrieben, der andere Projektion und Selbstermächtigung. Die zugrunde liegende Dynamik, die diese Personen antreibt, ist die Projektion ihrer traumatischen Gefühle auf andere, und in weiterer Folge die Identifikation mit diesem Gefühl und mit den Kräften, die sie ursprünglich traumatisiert haben, wodurch sie selbst ein Gefühl von Macht erlangen. Das bedeutet z. B., dass Menschen, die ein Trauma des Verlassenwerdens erfahren haben, ihr Verlassenwerden auf andere projizieren. Sie identifizieren sich mit der Person, von der sie verlassen wurden, und leben dies gegenüber jenen aus, auf die sie projizieren (d. h. sie werden selbst zu Personen, die andere verlassen). Das hat den Effekt, dass es diesen traumatisierten Menschen möglich ist, die traumatische Ursprungserfahrung symbolisch und gegenwärtig zu besiegen. Sie erhalten Macht, indem sie sich mit den Personen, die ihr Trauma verursacht haben, identifizieren und sozusagen zu diesen Personen werden, und dadurch fühlen sie sich selbstmächtig, da sie von den Kräften, mit denen sie sich nun identifizieren und die sie ausleben, nicht zum Opfer gemacht werden können.

- Ein Mann, der als Kleinkind von seinem Vater körperlich misshandelt wurde, führte sein Leben als Erwachsener auf eine Art und Weise, die ihn davor bewahren sollte, jemals wieder körperlichen Missbrauch zu erfahren (indem er allein lebte und eine einzelgängerische Existenz als Laborant in der Gerichtsmedizin führte). Gleichzeitig identifizierte er sich jedoch mit seinem Vater (der Person, die sein Trauma verursacht hatte) und misshandelte seine Haustiere in gleichem Maße, wie er damals von seinem Vater misshandelt wurde. Er schlug seine Hunde immer wieder brutal mit dem Gürtel, wodurch er sich selbst mächtig fühlte. Er beschrieb es mir gegenüber so: „Sie sind einfach so armselig und schwach, zusammengeschlagene Dinge (= Projektion) ... Ich fühle mich einfach mächtig, wenn ich sie schlage. Ich erlebe ein wahres Hochgefühl, es ist schwer zu beschreiben, und ich bin sicher, dass auch sie es lieben, da sie dadurch lernen, was sie tun sollen." Sein isoliertes Leben und sein gewalttätiges Verhalten seinen Hunden gegenüber machte es nahezu ausgeschlossen, dass er jemals wieder misshandelt werden würde.

Konfrontative Rekapitulation

Konfrontative Rekapitulation bezeichnet zwei Verhaltensweisen:

- Erstens, dass diese Personen ihre traumatischen Gefühle und Erfahrungen außerhalb von sich selbst suchen und finden, also in anderen Situationen bzw. Menschen (und nicht in ihnen selbst), und
- zweitens, dass diese Personen den jeweiligen Situationen oder Menschen mit einer fordernden, korrigierenden und/oder konfrontierenden* Haltung gegenüber treten.

Bei der konfrontativen Rekapitulation ist es zumeist so, dass sich die Person nicht mit dem traumatisierenden Agens* identifiziert und es nicht ausagiert, so wie dies beim Typ I der vermeidenden Rekapitulation der Fall ist. Daraus geht hervor, dass die Art und Weise, wie die betreffenden Personen rekapitulieren, sich gänzlich von der direkten Rekapitulation unterscheidet, bei der die Menschen ihre traumatischen Gefühle in sich selbst suchen und finden und diese auch innerhalb der Grenzen ihres eigenen Körpers und ihrer Persönlichkeit lösen. Ich möchte hier einen exemplarischen Fall einer konfrontativen Rekapitulation anführen:

- Es geht um einen Jungen, dessen Geburt eingeleitet wurde, d. h. dass ihm (und seiner Mutter) Pitocin verabreicht wurde, um seine Geburt einzuleiten. Im Rahmen seiner Therapie als Kind zeichnete er Bilder von seiner Geburt und seinen Erfahrungen mit Pitocin. Das häufigste Bild in allen seinen Zeichnungen (die sein Pitocin-Erlebnis widerspie-

---

* vorwurfsvollen, kritisierenden, ablehnenden Haltung (Anm. d. Ü.).

* Agens bedeutet Personen, Situationen, etc. (Anm. d. Ü).

gelten) zeigte eine Rakete, die gerade von der Erde in den Weltraum geschossen wird. Tatsächlich war es so, dass er sich durch das Pitocin übermäßig energiegeladen und angetrieben gefühlt hatte, jedoch auf eine angstvolle Art und Weise. Sowohl als Kind wie auch als Erwachsener nahm er immer wieder eine konfrontierende Haltung gegenüber intensiven und aktivierenden Energien ein. Als Grundschüler verweigerte er es standhaft, im Turnunterricht Hampelmänner zu machen, weil sie dazu führten, dass sein Herz schneller schlug, und er bat seine Mutter, die Schule bzw. den Lehrer zu seinen Gunsten damit zu konfrontieren. Später trat er an der High School dem Anti-Drogen-Komitee bei, und während sich seine Kollegen mit dem Problem von Alkohol und Marihuana befassten, lag sein Hauptaugenmerk auf Methamphetamin (einem Aufputschmittel). Als junger Schulleiter trat er vehement gegen Förderprogramme für Kinder ein, da dadurch „versucht wird, unser Schulsystem mit Energie aufzupumpen und unsere Kinder noch aktiver zu machen, wobei diese ohnehin bereits hyperaktiv und abgelenkt sind."

Verglichen mit der direkten Rekapitulation, bei der die betreffenden Personen unbewusst versuchen, ihre ungelösten Traumen innerhalb ihrer eigenen Psyche zu erleben und zu fühlen (und ihre traumatischen Erfahrungen so bei sich selbst belassen), ist es bei der konfrontativen Rekapitulation so, dass die Personen die Auslöser ihrer traumatischen Erfahrung außerhalb ihres Körpers finden und so die Möglichkeit haben, den sie ursprünglich traumatisierenden Energien entgegenzutreten. Ich werde oft gefragt, ob das heilend ist. Die Antwort lautet ja, in manchen Fällen, vor allem wenn die betreffende Person ein gewisses Maß an Bewusstheit über die Entstehung von Traumen besitzt und die Projektion ihrer Traumen korrekt ist, d.h. wenn sie zu den jeweiligen Menschen oder Situationen, welche die betreffende Person konfrontiert, passt. Ich habe beobachtet, dass es für diese Menschen bezeichnend ist, ihre Konfrontationen sehr leidenschaftlich zu vertreten, und dass eine gewisse Anzahl dieser Menschen eine Idee davon hat, inwiefern diese Leidenschaft mit ihrer persönlichen Geschichte zu tun hat. Und wenn dieses Bewusstsein vorhanden ist, ist Heilung möglich.

Während direkte Rekapitulation das Begegnen und Fühlen von traumatischen Energien beinhaltet, bringt konfrontative Rekapitulation den Versuch mit sich, etwas Konstruktives mit diesen traumatisierenden Kräften zu unternehmen. Konfrontative Rekapitulation bedeutet also, dass die betreffende Person in ihrem Leben die Art von Erfahrung, durch die sie bei der Geburt oder in einem anderen Entwicklungsstadium traumatisiert wurde, sucht, um ihr gegenüberzutreten. So wie es auch bei dem Eliminierungstyp der vermeidenden Rekapitulation der Fall ist, neigen Menschen, die konfrontativ rekapitulieren, dazu, sich der Verbindung zwischen ihrer eigenen Verletzlichkeit und ihren Konfrontationen nicht bewusst zu sein. Das schränkt das Ausmaß der heilenden Eigenschaft ihrer Konfrontationen ein, da ein Bewusstsein darüber, entscheidend für den Heilungserfolg ist. Es ist jedoch zugleich auch so, dass Konfrontationen zu einer persönlichen Veränderung bei der betreffenden Person sowie auch dem Gegenüber führen können und dies auch tatsächlich geschieht. Wenn Konfrontationen an die Gesellschaft gerichtet sind, kann dies oft gesellschaftliche Veränderungen bewirken.

Es ist beispielsweise sehr wahrscheinlich, dass eine große Anzahl der Personen, die gegen Abtreibung sind und aktiv dagegen eintreten, tatsächlich einer bestimmten Art von Abtreibungstrauma ausgesetzt waren, etwa indem ihre Eltern vorhatten, sie abzutreiben, oder dies auch tatsächlich versuchten. Genau das ist meine Erfahrung bei meiner Arbeit mit Menschen, die gegen Abtreibung waren. Das schmälert jedoch in keinster Weise ihre Bemühungen, noch bedeutet es, dass ihr Bemühen einfach nur psychopathologisch wäre. Was dies jedoch in der Tat bedeutet ist, dass viele gesellschaftliche Bewegungen – zumindest teilweise – ihren Ursprung in tiefen prä- und perinatalen Traumen haben. Ich denke hier z. B. auch an meinen eigenen Einsatz in der Anti-Kriegs-Bewegung. Damals war ich mir kaum über die Gewalt bewusst, die ich selbst in meiner prä- und perinatalen Zeit erlebt hatte, und die viele Menschen, die mit mir demonstrierten, ebenso erlebt hatten. Doch ich wurde mir darüber klar, dass ungelöste Traumen wichtige Beschleuniger sein können, wenn es darum geht, persönliche wie auch gesellschaftliche Veränderungen durch Konfrontation herbeizuführen.

Generative Rekapitulation

In seinen Schriften erörtert Jung die Wichtigkeit von Generativität. Mit Generativität meint er, dass für einen Menschen an einem gewissen Zeitpunkt seines Lebens das Bedürfnis erwacht, sich jenseits von Egoismus und Eigennützigkeit für das Wohl anderer Menschen und der Menschheit als Ganzes zu engagieren. Jung vertritt die Meinung, dass Generativität ein entscheidender Schritt auf dem Weg der persönlichen und spirituellen Entwicklung ist. Generativität ist außerdem eine Form der Rekapitulation, was bedeutet, dass Personen ihre Traumen dazu verwenden, positive gesellschaftliche und persönliche Veränderungen zu bewirken. Bei der generativen Rekapitulation lenken die betroffenen Menschen die Aufmerksamkeit von ihrer eigenen Person auf Lebensumstände, die Aufmerksamkeit, Unterstützung bzw. Veränderung bedürfen.

- Beispielsweise widmete sich eine sexuell missbrauchte Frau in ihrem Leben intensiv der Beschaffung von finanziellen Mitteln und der Errichtung von Unterkünften für missbrauchte Frauen. Eine andere Frau, die aufgrund eines Narkoseschocks bei ihrer Geburt beinahe gestorben wäre, engagierte sich später in ihrem Berufsleben stark für die Förderung von Geburten ohne Medikamente.

Wenn Generativität eine spirituelle Haltung zugrunde liegt, bei der Mitgefühl und Liebe vorwiegen, wenn Generativität aus einem spirituellen Hintergrund der Hingabe hervorgeht, bei dem die Ergebnisse der eigenen Bemühungen dem Göttlichen, oder Gott, zugeschrieben werden, und wenn Generativität aus dem Bewusstsein über die psychischen und traumatischen Ursachen des eigenen generativen Verhaltens entsteht, dann kann generative Rekapitulation ausgesprochen heilsam sein, und zwar sowohl für die betreffende Person als auch für ihr jeweiliges Gegenüber.

Interaktion von Traumen

Das Prinzip und der Prozess der Interaktion von Traumen sind grundlegend für das Verstehen der Auswirkungen von geburtshilflichen Eingriffen. Die Interaktion von Traumen umfasst drei Punkte, die stark miteinander in Beziehung stehen und als wechselseitige Wiederholungen interpretiert werden können:

1. Pränatale Traumen (also Traumen, die vor der Geburt entstehen) bestimmen, wie geburtshilfliche Eingriffe wahrgenommen und erlebt werden, und transportieren die Energien dieser pränatalen Traumen in den Geburtsprozess hinein.
2. Die meisten geburtshilflichen Eingriffe haben eine symbolische Ähnlichkeit mit vielen pränatalen Traumen, was zu einer Aktivierung der pränatalen Traumen führt.

3. Pränatale Traumen und Geburtstraumen interagieren miteinander und führen zu eigenen Folgewirkungen. Deren Schweregrad ist abhängig von der jeweils erfolgten Verstärkung*.

Diese Punkte stehen für sich und werden immer wieder durch medizinische Beobachtungen der Auswirkungen von Traumen bestätigt. Hinzu kommt ein anderer wichtiger Aspekt, nämlich die Tatsache, dass geburtshilfliche Eingriffe von sich aus, ohne das Vorherrschen anderer Faktoren (mit deren Folgewirkungen), traumatisch sein können. Das ist deshalb so, da schwere Traumen hinsichtlich ihrer Auswirkungen weniger stark von der Interaktion mit anderen Faktoren abhängen. Geburtshilfliche Eingriffe zählen zu schweren Traumen. Mit anderen Worten haben geburtshilfliche Eingriffe traumatische Auswirkungen auf das Leben eines Menschen, auch dann, wenn es keine vorangegangenen bzw. nachfolgenden (verstärkenden) Traumen gibt.

- Ein Beispiel für Punkt 1 ist eine alkoholkranke Mutter, die während der Schwangerschaft große Mengen Alkohol zu sich nimmt, was sich darauf auswirkt, wie ihr Baby die Einleitung der Geburt erlebt.
- Ein Beispiel für Punkt 2 ist der Fall, bei dem einem Baby Medikamente verabreicht werden oder es mit der Geburtszange geboren wird, was symbolisch entweder für eine durch Medikamente oder durch mechanische Mittel versuchte Abtreibung stehen kann. Wenn ein Baby während der Geburt zurückgehalten wird, womöglich um die Ankunft des Arztes oder der Familienmitglieder abzuwarten, symbolisiert dieses Zurückgehaltenwerden (und oft ist es auch tatsächlich so) die Ablehnung des ungewollten und unerwarteten, ungeborenen Kindes.
- Ein Beispiel für Punkt 3 ist ein Baby, das bei seiner Geburt durch die plötzlichen Verabreichung eines Medikamentes (z. B. Pitocin) alarmiert und schockiert ist, und das später beim Stillen ebenfalls Medikamenten (z. B. Nikotin) ausgesetzt ist, wenn seine Mutter raucht. In diesem Fall verstärkt das Rauchen der Mutter das geburtshilfliche (Einleitungs-)Trauma.

Eine wichtige Schlussfolgerung, die sich daraus ergibt, ist die Notwendigkeit das Vorhandensein von pränatalen Traumatisierungen bei Babys zu überprüfen, da derartig traumatisierte Kinder einem höheren Risiko für Geburts- und geburtshilfliche Traumen ausgesetzt sind als andere. In wei-

* Damit ist gemeint, dass eine schwierige Situation in dem Ausmaß traumatisierend wirkt, wie sie ein vorangegangenes Trauma aktiviert (Anm. d. Ü.).

terer Folge sollten Babys, die geburtshilfliche Eingriffe erlebt haben, als Risikogruppe für eine spätere Traumatisierung gesehen werden, und Erfahrungen, die eine ähnliche Qualität wie die der geburtshilflichen Traumen aufweisen, sollten so oft als möglich vermieden werden. Ich werde das nun Besprochene noch einmal zusammenfassen und einige Beispiele dafür anführen.

Wir haben geklärt, dass geburtshilfliche Eingriffe eigene Auswirkungen haben. Weiters wurde festgestellt, dass geburtshilfliche Eingriffe mit symbolisch oder objektiv ähnlichen pränatalen Traumen in Wechselwirkung stehen, und dass geburtshilfliche Eingriffe sehr häufig hinsichtlich dieser pränatalen Traumen erlebt werden.

- Zum Beispiel erlebte ein Baby, das bei einer Vergewaltigung gezeugt wurde, seine Zangengeburt als Vergewaltigung. Diese Dynamik wurde im Laufe seiner Regressionstherapie, die es in seiner Kindheit machte, und den Bildern, die es dabei zeichnete, deutlich.
- Ein anderes Kind, dass zu dem Zeitpunkt, als die Schwangerschaft entdeckt wurde, ungewollt war, erlebte sein „an der Geburt gehindert werden“ (es wurde zurückgehalten, bis der Arzt anwesend war) als eine intensive Erfahrung des Ungewolltseins und Abgelehntseins.
- Im Gegensatz dazu erlebte ein Kind, das von seinen Eltern gewollt war, seine Zangengeburt als das, was es war – als den Wunsch seiner Eltern, dass das Kind ohne Risiko geboren werden würde. Somit erlebte das Kind die Geburtszange als Versuch, es vor einer gefährlichen Geburtsposition, bei der es feststecken würde, zu retten. Die Zangengeburt führte zwar zu einem geringen Geburtstrauma, was jedoch nicht vergleichbar war mit dem Ausmaß des Traumas, das hier potentiell vorhanden wäre.
- Ein anderes Kind, bei dem eine Abtreibung versucht worden war, erlebte die Geburtszange als einen Versuch, es umzubringen, wobei die Absicht der Ärzte und der Eltern genau gegenteilig war.

Diese Fälle sind nicht ungewöhnlich. Wir haben außerdem herausgefunden, dass Kinder, die während des ersten Trimesters der Schwangerschaft beinahe gestorben wären, ihre Geburt höchstwahrscheinlich als einen „Beinahe-Tod“ (so als würden sie beinahe sterben) erleben, auch wenn es dafür keine objektive Begründung gibt. Wir haben auch herausgefunden, dass Kinder, die in der Schwangerschaft einem Medikamenten- oder Drogenmissbrauch (von Seiten ihrer Eltern) ausgesetzt sind, die bei der Geburt verabreichten Narkosemittel ähnlich erleben, also als übermäßig giftig und lebensbedrohlich. Es ist hier allerdings wichtig, deutlich zu machen, dass auch ohne die Folgen von pränatalen Traumatisierungen geburtshilfliche Eingriffe per se traumatisierend sind. Forschungsergebnisse aus der Regressionstherapie beweisen, dass Babys, die keine pränatalen Traumen erfahren haben, geburtshilfliche Eingriffe sehr wohl als traumatisch erleben, wobei die Art und Weise, wie sie Eingriffe erleben, „realistischer“ ist hinsichtlich der durch den Eingriff hervorgerufenen tatsächlichen Auswirkungen. So wird z. B. eine Zangengeburt nicht als Tötungsversuch erlebt, sondern als Versuch, zu helfen, jedoch gleichzeitig auch als grenzüberschreitend, eindringend und Angst erregend.

Die Auswirkungen von geburtshilflichen Eingriffen auf die Psyche des Menschen

Informationen über die psychischen Folgewirkungen von geburtshilflichen Eingriffen gehen aus unterschiedlichen Quellen hervor. Diese sind:

- Träume
- spontane Erkenntnisse von Menschen, die sich in Psychotherapie befinden
- Ergebnisse künstlerischer und kreativer Tätigkeiten
- klinische Forschungsergebnisse zur Regressionstherapie.

Auswertungen dieser Bereiche ergeben, dass Babys durch folgende geburtshilfliche Eingriffe gering bis schwer traumatisiert werden: Anwendung von Geburtszange, Saugglocke, Einleitungsmaßnahmen, Anästhesie, Überwachungsmonitor an der Schädeldecke des Babys, Kaiserschnitt, Dammschnitt und postnatale Eingriffe wie medizinische Untersuchungen, Überprüfungen gemäß der Kinderheilkunde und medizinische Eingriffe wie Beschneidung, Absaugen und Behandlung auf der Intensivstation.

An dieser Stelle soll erwähnt werden, dass die Auswirkungen auf die Psyche aufgrund geburtshilflicher Eingriffe nicht nur eindimensional sind: Obwohl normalerweise negativ, sind die Auswirkungen mitunter auch positiv, und manchmal sowohl negativ als auch positiv.

- Es gibt z. B. Kinder und Erwachsene, die durch ihre Narkose-Erfahrungen zwar traumatisiert wurden, aber gleichzeitig, dankbar waren, vom Schmerz befreit worden zu sein.
- Andere Menschen, welche eine Vollnarkose erhalten hatten (und das Bewusstsein verloren hatten), erzählten, dass sie den Verlust ihrer Kraft und ihres Bewusstseins zwar als traumatisch erlebten, doch gleichzeitig dankbar dafür waren, von dem heftigen psychischen Stress erlöst worden zu sein, wie z. B. Streit unter Familienmitgliedern, Konflikte zwischen der Familie und dem medizinischen Personal, eine überängstliche Mutter, der psychische Druck, ein perfektes Baby sein zu müssen etc.

- Wieder andere berichteten von ihrem Schuldgefühl darüber, für die Schmerzen ihrer Mutter verantwortlich zu sein, und waren erleichtert, als die Mutter die Verabreichung von Schmerzmitteln zuließ.
- Es gibt noch eine Reihe weiterer Beispiele für die positiven Auswirkungen von Eingriffen bei der Geburt: Manche Babys sind dankbar, weil sie mithilfe von Geburtszange oder Saugglocke gerettet wurden. Andere sind dankbar dafür, durch einen Kaiserschnitt vor einem Mangel an Sauerstoff bewahrt worden zu sein.

Da es aber gerade die negativen Auswirkungen von geburtshilflichen Eingriffen auf die Psyche des Menschen sind, die praktisch keinerlei Beachtung finden, wird sich dieses Kapitel ausführlich damit befassen. Ebenso sollen negative körperliche Folgewirkungen erwähnt werden, wenn auch nur in aller Kürze.

Bei der Erörterung der geburtshilflichen Auswirkungen ist es in jedem Fall wichtig, den grundlegenden Prozess der Interaktion, der vorhin erwähnt wurde, zu verstehen und zu berücksichtigen. Interaktion bedeutet, dass über die Folgewirkungen von geburtshilflichen Eingriffen keine verlässliche Aussage gemacht werden kann, wenn nicht andere und damit in Zusammenhang stehende Traumen berücksichtigt werden. Zum Beispiel: Die Erfahrung zeigt uns, wenn die Blastozyste (also des Babys in der ersten Woche nach der Empfängnis) beinahe stirbt, dann werden geburtshilfliche Eingriffe genau so wahrgenommen werden, nämlich als Nah-Tod-Erfahrung. Dabei spielt der tatsächliche Schweregrad des körperlichen Traumas, das durch den geburtshilflichen Eingriff entsteht, keine Rolle.

- Ich erinnere mich an ein Baby, das während der Schwangerschaft beinahe gestorben wäre, und dessen Geburt (in Wahrheit) ohne Schwierigkeiten verlief. Das Baby jedoch hatte während der Geburt große Angst und fühlte sich, als ob es gerade sterben würde.

Alles, was Babys in ihrer pränatalen Zeit erfahren, spielt auch während der Geburt eine Rolle und hat einen Einfluss darauf, wie Babys ihren Geburtsablauf erleben. Wenn z. B. bei einer Geburt Narkosemittel verabreicht werden, so beinhaltet dies oft eine (traumatische) Erfahrung von Kraftlosigkeit und Ohnmacht für die Betroffenen. (Dieses Gefühl, keine Kraft zu haben, sich zu bewegen oder irgendwie den Weg durch den Geburtskanal zu schaffen, kehrt oft in Träumen wieder, in denen man z. B. nicht in der Lage ist, zu laufen, zu entkommen, Monster zu bekämpfen etc.) Wenn nun hinzukommt, dass dieses Baby zu irgendeinem Zeitpunkt während der

Schwangerschaft beinahe gestorben wäre (die Überlebenssituationen von Ungeborenen sind manchmal sehr prekär – manche Experten schätzen, dass 50 % der Ungeborenen beinahe gestorben wären), dann wird sein Gefühl der Kraftlosigkeit und Ohnmacht durch seine Anästhesieerfahrung mit dem Schrecken und der Angst seines Nah-Tod-Erlebnisses durchtränkt. Außerdem haben frühere Traumen wie z. B beinahe Sterben nicht nur Einfluss darauf, wie geburtshilfliche Eingriffe erlebt werden, sondern bewirken auch eine Verstärkung des Traumas, was zu noch ernsteren psychischen Folgen für Babys führt. Ich möchte an dieser Stelle noch einmal folgende Aussage wiederholen: Die Tatsache, dass pränatale Erfahrungen die Wahrnehmung und das Erleben der Geburt beeinflussen, bedeutet nicht, dass geburtshilfliche Eingriffe an sich nicht traumatisch wären. Was ich damit verdeutlichen möchte, ist, dass Babys mit traumatischen pränatalen Erlebnissen einem Minimum – falls überhaupt nötig – an geburtshilflichen Eingriffen ausgesetzt werden sollen. Nach der Geburt sollte ihr Schockzustand sofort evaluiert werden und so früh wie möglich mit der Behandlung begonnen werden.

In der nun folgenden Erörterung werde ich versuchen, die direkten Auswirkungen von bestimmten Eingriffen möglichst umfassend zu beschreiben, d. h. jene Folgewirkungen, die ohne andere Eingriffe und ohne wechselseitige Beeinflussung untereinander auftreten. Allerdings ist das nicht immer möglich, da z. B. ein Kaiserschnitt nie ohne Anästhesie und andere medizinische Eingriffe erfolgt. Dennoch trifft es zu, dass die Mehrheit der im Folgenden beschriebenen Eingriffe auch ohne die Durchführung anderer Eingriffe erfolgt und nicht von anderen Einflüssen beeinträchtigt wird. Soweit möglich, werden nur solche Fälle besprochen. Es ist außerdem notwendig, weitere Punkte im Vorfeld zu klären:

- Erstens werde ich mich aus Platzgründen auf die vier häufigsten geburtshilflichen Eingriffe und drei ihrer häufigsten Folgewirkungen beschränken. Eine detaillierte Ausführung aller Auswirkungen sowie anderer Eingriffe und ihrer Folgen finden Sie beschrieben von Emerson (1996b).
- Zweitens taucht im Zuge der Auseinandersetzung mit den negativen Folgen von geburtshilflichen Eingriffen hin und wieder der Begriff „Komplex“ auf. Ein Komplex ist eine Reihe von aufeinander abgestimmten Gefühlen und Verhaltensweisen, welche die Person, die diesen Komplex hat, sehr belastet. Zum Beispiel neigt ein Mensch mit einem Minderwertigkeitskomplex dazu, sich minderwertig zu fühlen,

und dieses Gefühl hat eine Auswirkung darauf, wie sich dieser Mensch verhält (z. B. dass er eher ängstlich und schüchtern ist).

- Drittens beziehen sich die meisten Beispiele für die Auswirkungen von geburtshilflichen Eingriffen in dem folgenden Kapitel auf Beruf und Karriere, wobei geburtshilfliche Eingriffe natürlich auch tiefgreifende Auswirkungen auf andere Lebensbereiche haben, wie etwa Beziehungen, Kommunikation, Sexualität, religiöse/spirituelle Denkweisen und körperliche Gesundheit.
- Viertens entschied ich mich, unter den Folgewirkungen jene auszuwählen, welche bei allen Eingriffen gehäuft auftraten. Diese Vorgangsweise berücksichtigt zwar nicht die spezifischen Auswirkungen der einzelnen Eingriffe, ist jedoch aufgrund des eingeschränkten Platzes nicht anders möglich.
- Fünftens soll an dieser Stelle erwähnt werden, dass die Auswirkungen von geburtshilflichen Eingriffen auch hinsichtlich der psychopathologischen Zusammenhänge besprochen werden können, also hinsichtlich der diagnostischen Kategorien, die für die Fachleute für psychische Krankheiten von Bedeutung sind. So ist z. B. der Begriff „feststecken und nicht der Lage sein, sich zu bewegen“ eine Metapher für eine Aggression, die auf Frustration basiert, sowie für pathologische Aggressivität und für Depression. Die meisten geburtshilflichen Eingriffe haben eine direkte Auswirkung auf psychopathologische Krankheitsbilder, aber die Zielsetzung dieses Kapitels ist es, die Symptome sowohl für Laien als auch für Experten deutlich zu machen, und nicht ausschließlich für Fachleute für psychische Krankheiten. Aus diesem Grund liegt das Hauptaugenmerk dieses Kapitels darauf, die unterschiedlichen Funktionsstörungen einer breiten Zielgruppe zugänglich zu machen und sie nicht nur in psychopathologischer Hinsicht zu besprechen.
- Der sechste Punkt betrifft direkte Folgewirkungen (also solche, die ohne der Einwirkung eines dritten Faktors oder Gegebenheit eintreten), und indirekten Folgewirkungen, die durch einen dritten Faktor oder Zustand bedingt werden. Es werden nur direkte Folgewirkungen erörtert. Ein Beispiel für eine indirekte Folgewirkung ist der Zusammenhang zwischen Zangengeburt und Drogenmissbrauch (die Kategorie der indirekten Folgewirkungen wird jedoch, wie gesagt, in diesem Kapitel nicht näher erläutert). Die indirekte Auswirkung besteht in diesem Fall darin, dass jene Personen, die mit Geburtszange auf die Welt gebracht werden und konfrontativ rekapitulieren, sich eher einer

Gegenkultur anschließen, als andere Menschen. Bei einer Gegenkultur handelt es sich um eine Gemeinschaft, die entgegen den Mainstream-Werten einer Gesellschaft lebt. Viele solcher Gemeinschaften benützen Drogen als Ausdruck ihrer Werte (wobei es sich in den meisten Fällen um „Freizeitdrogen" wie Alkohol und Marihuana handelt). Laut Aussagen von Mitgliedern dieser Gemeinschaften üben Gegenkulturen starken Druck auf ihre Mitglieder aus, Drogen zu konsumieren. In diesem Fall ist es nicht die Rekapitulation der Zangengeburt, die den Gebrauch von Drogen unterstützt, sondern es ist die Gemeinschaft, zu der sich Menschen mit solchen Geburtserfahrungen hingezogen fühlen.

- Ein siebenter Punkt betrifft die Frage der Chronizität geburtshilflicher Eingriffe. Die Folgewirkungen dieser Eingriffe sowie der meisten prä- und perinatalen Traumen tendieren eher dazu periodisch aufzutreten als chronischer Natur zu sein. Das periodische Auftreten der Folgewirkungen widerspiegelt so das Ausmaß in wieweit aktuelle Lebenssituationen als Auslöser (für diese Folgewirkungen) agieren oder repräsentiert symbolisch die Geburt und geburtshilfliche Traumen. Demzufolge kann man sagen, dass Symptome, die mit geburtshilflichen Eingriffen in Zusammenhang stehen, üblicherweise keinen permanenten Zustand eines bestimmten Verhaltens zur Folge haben (mit Ausnahme von Depression, Angst etc.), sondern regelmäßig, auftretende, subtile und unbewusste Einstellungen, Gefühle und Verhaltensweisen, die meistens zu ernsthaften Störungen oder Beeinträchtigungen im Leben der betreffenden Menschen führen.
- Ein weiterer Punkt betrifft Diskretion. Alle Fälle wurden so abgeändert, dass die Privatsphäre der einzelnen Personen gewährleistet wird. Jegliche Ähnlichkeit mit existierenden Personen ist völlig zufällig.
- Ein letzter Hinweis ist, dass es viele mögliche Folgewirkungen einer Anästhesie gibt, wobei es selten vorkommt, dass eine Person alle aufgelisteten Folgen aufweist.

Der nun folgende Abschnitt befasst sich mit der Erörterung der vier häufigsten geburtshilflichen Eingriffe (Anästhesie, instrumentelle Geburt, Einleitung und Kaiserschnitt) und ihrer psychischen Folgewirkungen.

Anästhesietrauma

Laut Shanley (1994) werden Schmerz- bzw. Narkosemittel in 80 % aller Krankenhausgeburten verabreicht. Gleichzeitig gibt es über die psychischen Kurzzeit- sowie Langzeitfolgen so gut wie keine wissenschaftlichen Studien. Veröffentlichte Forschungsergebnisse betreffen lediglich die körperlichen Auswirkungen von Narkosemitteln. Es gibt einige Experten, die der Meinung sind, dass die vermehrte Zunahme von Hirnschäden bzw. neurologischen Störungen (und den damit verbundenen Entwicklungsverzögerungen und Lernschwächen) bei Kindern in den USA auf den zunehmenden Einsatz von geburtshilflichen Eingriffen zurückzuführen ist, vor allem auf die Verabreichung von Medikamenten während Schwangerschaft und Geburt (Hale 1972; Windle 1969).

Es existiert die Ansicht, dass eine Epiduralanästhesie (PDA) (sowie auch andere ähnliche Verfahren wie z. B. Spinal-, Kaudal- und Blockanästhesie) sicherer ist, da sie nicht in das „System“ eingreift und daher eine Auswirkung auf das Baby eher unwahrscheinlich ist. Dazu soll an dieser Stelle klargestellt werden, dass eine PDA dieselben Narkosemittel umfasst, welche bei einer intravenösen Anästhesie verabreicht werden, und dass diese Narkosemittel den Bereich der Wirbelsäule der Mutter verlassen und in den Körper des Babys gelangen. Diese Tatsache hat zur Annahme geführt, dass ein verstärktes Auftreten von Lernschwierigkeiten bei Menschen, deren Mütter bei der Geburt eine PDA erhielten (Forschungsbericht siehe Emerson 1996d), auf das Eindringen von Narkosemitteln in den Körper der Babys zurückgeführt werden könnte. Dabei gilt es zu berücksichtigen, dass für den Anästhesisten das Gewicht der Mutter ausschlaggebend für die Berechnung der Dosierung des Narkosemittels ist. Da es nun aber so ist, dass der Gewichtsunterschied zwischen Mutter und Baby sehr groß ist, und das Narkosemittel die Plazentaschranke durchdringt, ist es sehr wahrscheinlich, dass das Baby eine starke Überdosis dieses Mittels bekommt. Janov (1983, S. 35) zufolge „… durchdringt das Medikament die Plazentaschranke mit einer Dosis, die hunderte Male zu hoch für das Baby ist, sodass weder Mutter noch Baby normal reagieren können.“ Zudem werden die Folgewirkungen der Anästhesie noch verstärkt, da Fett Narkosemittel speichert, und der Körper eines Babys einen verhältnismäßig hohen Anteil an Fett aufweist. Dies bedeutet, dass ein verhältnismäßig hoher Anteil an Narkosemittel im Körper des Babys zurückbleibt, was zu einem Narkoseschock führt, der auch noch Tage nach der Geburt andauert.

Demzufolge kann gesagt werden, dass der häufigste geburtshilfliche Eingriff, nämlich die Anästhesie, möglicherweise der schädlichste ist, sowohl auf physischer als auch auf psychischer Ebene (siehe unten). Das bedeutet nicht, dass Narkosemittel nicht sinnvoll sind, wenn es darum geht, den Schmerz bei einer Geburt zu mindern. Das sind sie sehr wohl – doch wir müssen uns fragen, zu welchem Preis? Wenn ein Narkosemittel verabreicht wird, dann handelt es sich bei der betreffenden „Geburtskomplikation" um Schmerz – einem zwar sehr dringlichen, jedoch subjektiven Grund für einen Eingriff. Würde die Verabreichung eines Anästhetikums keine negativen Folgen mit sich bringen, so gäbe es keinen Grund zur Sorge. Es ist nun aber so, dass es zu negativen physischen wie psychischen Folgewirkungen kommt (siehe unten), die häufiger das Baby als die Mutter betreffen. Außerdem bewirkt eine Anästhesie die Notwendigkeit von zusätzlichen Eingriffen: z. B. erschwert eine Anästhesie die Fähigkeit der Mutter, zu pressen, bzw. des Babys, sich vorwärts zu bewegen, was in einer Einschränkung des Geburtsfortschrittes mündet, und dies wiederum den Einsatz mechanischer Hilfsmittel zur Folge hat oder einen Kaiserschnitt erforderlich macht. Die Anästhesie hält somit den Kreislauf an Eingriffen aufrecht, der charakteristisch für High-Tech-Geburten ist, und der schließlich zu einem erhöhten Schweregrad des Geburtstraumas führt.

In diesen 20 Jahren, in denen ich mich mit Geburtstraumen durch Anästhesie befasst habe, habe ich festgestellt, dass Anästhesie eine Reihe von psychischen Folgen hat, u. a.

Beeinträchtigung der Bindungsfähigkeit,
Schocksyndrome,
Kontrollkomplexe,
Leistungskomplexe,
Grenzkomplexe,
Persönlichkeitsstörungen,
Machtkomplexe,
Drogenmissbrauch und andere.

Beeinträchtigung der Bindungsfähigkeit

Es war in Indien, als ich zum ersten Mal den Zusammenhang zwischen Anästhesie und einem Mangel an Bindungsfähigkeit* bemerkte. Im Zuge meiner Beobachtung von Neugeborenen stellte ich große Unterschiede in der Qualität der Bindung bei bestimmten Babys fest. Es gab Kinder, die scheinbar eine sehr tiefe Fähigkeit zur Bindung hatten, während andere ein eher oberflächliches oder auch gar keine Bindungsfähigkeit zu haben schienen. Da ich diesem Phänomen auf den Grund gehen wollte, begann ich, die Geburten dieser Babys zu untersuchen, um eine Erklärung für diese Unterschiede zu finden. Ich war verleitet, anzunehmen, dass der Grad der Bindung davon abhing, wie tief die jeweilige Mutter ihr Baby liebte bzw. für es sorgte. Diese Annahme stellte sich jedoch als nicht zutreffend heraus: Es gab Mütter, die sehr präsent, fürsorglich und liebevoll waren – der Bindungs-Prozess jedoch schien diese Gefühlsqualitäten nicht widerzuspiegeln. In einer Studie hatte ich entdeckt, dass die Dauer des Getrenntseins von Mutter und Baby (nach der Geburt) eine Auswirkung auf die Bindungsfähigkeit und den Bindungsaufbau hat (je länger die Trennung, desto geringer die Qualität des Bindung). Unter Berücksichtigung dieser Studie verglich ich Babys, die eine ähnlich lange Zeit der Trennung erlebt hatten, fand aber keine angemessene Erklärung für deren unterschiedlich ausgeprägte Bindungs- Fähigkeiten. So waren Babys mit einer langen Trennungsphase in der Lage, eine starke Bindung einzugehen, während andere mit einer kurzen Dauer des Getrenntseins nur eine sehr schwache Bindung aufbauen konnten. Als nächsten Schritt teilte ich Babys in zwei Gruppen ein: In einer Gruppe waren Babys, die eindeutige Anzeichen eines Geburtstraumas aufwiesen oder eine Anästhesie erlebt hatten, in der anderen Gruppe waren jene Babys, die keine Hinweise auf Geburtstraumen aufwiesen und keine Anästhesie bekommen hatten. Und das war es, was mir den Unterschied zwischen Babys mit einer guten Bindungsfähigkeit und Babys mit einer schwachen Bindungsfähigkeit klar machte. Babys, die in der Lage waren, eine sehr tiefe Bindung aufzubauen, waren gleichzeitig diejenigen, die keinerlei Geburtstraumen erlitten hatten (Geburtstraumen haben auch andere Ursachen als geburtshilfliche Interventionen), die nur eine kurze Zeit von der Mutter getrennt worden waren und die eine Geburt ohne Narkosemittel erlebt hatten. Es war eindeutig zu sehen, dass diese Babys – mit

---

* Phase der Bindungsentwicklung zwischen Mutter und Neugeborenem (Bonding) (Anm. d. Ü.).

einer Ausnahme – eine weitaus stärkere Intensität der Bindungsfähigkeit erreichten als anästhetisierte Babys*. Das bedeutet also, dass diese Babys eine größere Anzahl von Qualitäten einer gesunden Bindungsentwicklung aufwiesen (und diese Qualitäten auch über einen längeren Zeitraum hin und weitaus häufiger zum Ausdruck kamen). Diese Qualitäten sind:

- Augenkontakt
- Gefühlstiefe während des Augenkontakts
- wechselseitige Aufmerksamkeit
- psychischer Kontakt
  Die indischen Mütter wussten z. B. grundsätzlich im Vorhinein, dass ihre Babys urinieren oder ihren Darm entleeren würden und brachten sie so rechtzeitig nach draußen. Sie wussten auch, wenn ihre Babys träumten, und ob diese Träume gut oder schlecht waren, und manchmal wussten sie sogar, wovon sie träumten.
- Intensität der gemeinsamen Erlebnisfähigkeit
  Mütter und ihre Kinder machten ständig gemeinsame Erfahrungen, wie etwa das Lachen über ein lustiges Geräusch, das Bemerken eines ungewöhnlichen Vogelrufes, das Riechen eines unbekannten Geruchs, die Aufregung über ein neues Ereignis.
- das wechselseitige Verstehen, sich mitzuteilen
  Während der Phase der Bindungsentwicklung konnten die indischen Mütter die verschiedenen Bedeutungen des Weinens ihrer Babys unterscheiden, d. h. sie konnten feststellen, ob ihr Baby wegen eines Juckens, nasser Windeln, schlechter Träume, Hunger, Durst oder eines Unwohlseins im Magen etc. weinte.

Es ist interessant, dass die Ausnahme, von der weiter oben die Rede war – nämlich ein Baby, das trotz Anästhesie eine tiefe Bindung zu seiner Mutter aufbauen konnte – eine Mutter hatte, die sich über die Auswirkungen der Anästhesie auf ihren Körper und den ihres Babys bewusst war und tief empathisch war (und sich nicht schuldig fühlte). Es ist möglich, dass es diese Tatsache war, die die negativen Folgewirkungen der Anästhesie auf die Qualität der Bindung aufhob, d. h. dass Mutter und Kind durch die gemeinsame Anästhesie-Erfahrung eine tiefe Bindung zueinander erlangen

* Man muß sich darüber im Klaren sein, dass Babys narkotisiert werden (bezogen auf die prä- und perinatale Zeit), wenn die Mutter eine Narkose erhält. Es wird daher im folgenden der Begriff „anästhetisierte Babys" verwendet (direkte Übersetzung) (Anm. d. Ü.).

konnten. An dieser Stelle soll erwähnt werden, dass alle Babys, die ich beobachtete, in ländlichen Gebieten lebten. Ihre Mütter gingen also nicht in ein Krankenhaus, um eine Anästhesie zu bekommen; somit waren Krankenhäuser und deren typische Verfahren kein Faktor für den Bindungs-Prozess. Die Mütter begaben sich in die Dorfkliniken, die spärlich ausgestattet waren, aber Sauerstoff und Narkosemittel vorrätig hatten.

Um den Grund für den niedrigen Grad der Bindungsfähigkeit bei Babys, deren Mütter eine Anästhesie bekommen hatten, herauszufinden, konsultierte ich die Berichte meiner Klienten mit Anästhesie-Erfahrungen. Was ich herausfand war, dass diese Klienten aus ihren Regressionserfahrungen berichteten, während der Narkose einen starken Verlust ihrer Bewusstheit erlebt zu haben und sich wie betäubt und ohne Kontakt gefühlt zu haben. Dieser Zustand hatte sich auf ihr Verlangen bzw. ihre Fähigkeit, mit ihrer Mutter in Kontakt zu treten, ausgewirkt. Davon ausgehend können wir annehmen, dass ein hoher Grad an Bewusstheit und Wachheit in den ersten 24 bis 48 Stunden nach der Geburt notwendig ist, um eine tiefe Bindung zu ermöglichen.

Meine aktuellen Schlussfolgerungen sind, dass diese tiefen (und oben genannten) Möglichkeiten der Kommunikation (und somit der Bindung) dann spontan passieren, wenn keine ungelösten Geburtstraumen vorhanden sind, wenn bei der Geburt keine Medikamente verabreicht werden, und wenn Schock ausgeschlossen ist (siehe Narkoseschock weiter unten). Diese Bindung wird durch ein sofortiges und unmittelbares Zusammenbleiben von Mutter und Kind nach der Geburt begünstigt (mit einer nur geringen oder gar keiner Zeit des Getrenntseins). Ein weiteres Ergebnis meiner Arbeit ist, dass die Tiefe und die verschiedenen Arten der Kommunikation während der Bindungsphase herausgebildet und geprägt werden, und dass Eltern und Kinder in ihrem Leben immer wieder die Gelegenheit haben, auf diese Tiefe und Möglichkeiten der Kommunikation zuzugreifen.

- An dieser Stelle sei das Beispiel einer Frau erwähnt, deren Geburt ein langer Kampf war und von einem zunehmenden Verlust von Bewusstsein und Wachsamkeit während des letzten Drittels der Geburt (aufgrund von Anästhesie) gekennzeichnet war. In ihrem späteren Leben war nahezu alles, was sie anpackte, sehr mühevoll für sie, und als es zur Schlussphase der jeweiligen Aktivität kam, verlor sie grundsätzlich immer mehr die Aufmerksamkeit und Konzentration. Aus diesem Grund konnte sie viele wichtige Dinge nie zu Ende bringen, und wenn, dann nur mit Unterstützung.

- Ein weiteres Beispiel ist das einer Frau, die zu mir in Behandlung kam, weil sie während des Geschlechtsverkehrs „gefühllos wurde". Als sie spontan zu ihrer Geburt regredierte, wurde sie sich starker körperlicher Veränderungen bewusst, die in Zusammenhang mit ihrem Narkoseschock standen. Sie fand heraus, dass die Gefühlslosigkeit während des Geschlechtsverkehrs eine direkte Rekapitulation ihrer Körpergefühle während der Anästhesie war – hervorgerufen durch die plötzlichen körperlichen Veränderungen, die sie während des Vorspiels erlebte.

Mehrere Wissenschaftler, wie etwa Ainsworth (1991) und Magid (1987) dokumentierten die vielfältigen und weitreichenden Auswirkungen einer unzureichenden Bindung. Dem Leser/Der Leserin sei die Lektüre dieser Schriften empfohlen.

Narkoseschock

Der Begriff Narkoseschock trifft auf drei verschiedene Arten von Zustand zu:

Der *erste Zustand* wird durch die plötzlichen, unerwarteten körperlichen und psychischen Veränderungen bedingt, welche durch die Verabreichung einer Narkose entstehen. Anders ausgedrückt treffen Narkosemittel ein Baby völlig überraschend. Sie überwältigen und schockieren das sensorische, motorische, emotionale und kognitive System des Babys, das sich gerade im Geburtsprozess befindet. Ein Aspekt, der damit in Zusammenhang steht, ist die Tatsache, dass Babys eine Überdosis an Narkosemitteln bekommen.

Im Folgenden sind die physischen und psychischen Veränderungen aufgelistet, die mit der Gabe von Anästhetika auftreten (Stufe 1 bis 8). Nahezu alle anästhetisierten Babys erleben die ersten drei Erfahrungsstufen, sowie eine oder zwei weitere. Beispielsweise erlebt ein Baby zuerst ein Erschrecken, dann empfindet es eine Verletzung seiner Psyche, gefolgt von einem plötzlichen oder fortschreitenden Verlust von Bewusstheit. Die Erfahrungen bei einer Narkose sind:

1. Erschrecken, d. h. dass das Baby erschrickt, Angst hat und von den plötzlichen körperlichen Wahrnehmungen unbekannten Ursprungs völlig überwältigt wird und sich nicht mehr in der Lage fühlt, über

sich selbst zu bestimmen (sich selbst zu kontrollieren). Dies führt zu einem psychischen Schock.
2. Der Eindruck eines Angriffs gegen das Selbst: „Es ging mir gut, ich hätte es alleine geschafft!“
3. Plötzlicher oder fortschreitender Verlust von Bewusstheit und Wachheit („Wegdriften“).
4. Plötzlicher oder fortschreitender Energieverlust; Abfließen von Energie; Verlust der Lebensenergie und Unvermögen, irgendetwas zu tun.
5. Plötzlicher oder fortschreitender Verlust von Orientierung und Richtung.
6. Plötzlicher oder fortschreitender Kontrollverlust, was zu Panik beim Baby führt.
7. Plötzlicher oder fortschreitender Verlust der physischen Funktionsfähigkeit.
8. Plötzlicher oder fortschreitender Bewusstseinsverlust; Todesangst; keine Motivation, etwas zu tun, außer irgendwie am Leben zu bleiben; kaum bei Bewusstsein sein.

Der *zweite Aspekt des Narkoseschocks* hängt mit der Verweildauer des Narkosemittels im Körper der Mutter und (zu einem größeren Anteil) im Körper des Babys zusammen. Damit geht ein verminderter Grad an Bewusstheit sowie ein Kontroll- und Bewusstseinsverlust einher. All dies führt dazu, dass der Schockzustand nach der Geburt anhält und sogar noch verstärkt wird.

Der *dritte Aspekt des Narkoseschocks* resultiert aus der Reaktion der Mutter auf das Anästhetikum. Wenn eine Mutter durch die Verabreichung eines Narkosemittels in einen Schockzustand gerät, sei es aufgrund einer allergischen Reaktion, mangelnder Vorbereitung, einer fehlenden Erlaubnis, oder aufgrund der körperlichen Veränderungen durch das Narkosemittel, so wird dieser Schock auf das Baby übertragen. Tatsächlich ist es so: Wann immer eine Mutter in einem Schock ist (aus welchem Grund auch immer), passiert die Neurophysiologie des mütterlichen Schocks die Plazentaschranke und erreicht das Baby.

Im Folgenden wird anhand von Beispielen beschrieben, wie sich ein Narkoseschock bei den vier unterschiedlichen Arten von Rekapitulation äußern kann.

Die *direkte Rekapitulation eines Narkoseschocks* findet grundsätzlich dann statt, wenn im Leben der betreffenden Person

- plötzliche bzw. unerwartete Veränderungen der Umgebung eintreten (z. B. Erdbeben, Feuer, Wirbelstürme),
- plötzliche bzw. unerwartete Ereignisse eintreffen (z. B. Autounfall, Krankheit, Scheidung, Verlust des Arbeitsplatzes, Todesfall) oder
- bei plötzlichen bzw. unerwarteten körperlichen Veränderungen (wie etwa in der Sexualität, bei sportlicher Betätigung etc.).

Wenn ein Baby von dem plötzlichen Einströmen des Narkosemittels während des Geburtsprozesses völlig überrascht wird, dann wird es wahrscheinlich ebenso schockiert sein, wenn in seinem späteren Leben irgendetwas anderes ganz plötzlich passiert.

- So war es auch bei einem Klienten, der durch das plötzliche Eindringen des Anästhetikums [bei seiner Geburt, Anm. d. Ü.] völlig schockiert war. Er konnte sich gegenüber dem Narkosemittel nicht abgrenzen, hatte große Angst und das Gefühl, dass er nicht mehr über sich selbst bestimmen konnte. Er verlor zusehends an Energie, die er aber für die Geburt benötigt hätte, und fühlte sich, als würde er sterben. In seinem Leben nahm er neue Beziehungen auf dieselbe Art und Weise wahr, d. h. er fühlte sich von einer neuen Beziehung überwältigt und konnte sich nicht zur Beziehung (also der Narkose) hin abgrenzen. Es kam ihm vor, dass seine Beziehungen immer zu schnell passierten und er dadurch „bewusstlos" wurde, was heißen soll, dass er dann auf eine Art und Weise reagierte, die er nicht bewusst wahrnahm. Wenn er sich in einem Schockzustand befand, hatte er Angst und fühlte sich, als ob er über sich selbst nicht mehr bestimmen könne. Er hatte immer weniger Energie für die Beziehung und es war ihm, als ob er bald sterben würde. Nachdem er sein Anästhesietrauma aufgelöst hatte, war er fähig, Beziehungen einzugehen und dabei nicht mehr in einen Schockzustand zu geraten.
- Ein anderer Klient wies alle der oben genannten Schockmuster auf, und zwar genau in der aufgelisteten Reihenfolge. Wenn seine Partnerin z. B. plötzlich ihre Meinung änderte (sie war recht impulsiv und launenhaft), dann erschrak er und war schockiert [Stufe 1 des Narkoseschocks, Anm. d. Ü.]. Danach fühlte er sich von ihr verletzt, und ihm kam vor, als würde sie ihn vernichten wollen [Stufe 2]. Er war nicht mehr in der Lage, bewusst wahrzunehmen [Stufe 3] und verlor an Energie [Stufe 4] und Orientierung (was er tun wollte und warum [Stufe 5]); er verlor jegliches Gefühl von Selbstbestimmung [Stufe 6], und manchmal (wenn sie ihre Meinung oft genug gewechselt hatte)

wurde er ohnmächtig (d. h. er verlor das Bewusstsein [Stufe 7 und 8]) Seine Anästhesietraumen waren sehr schwer. Nachdem er jedoch in Behandlung gewesen war, lösten dieselben Situationen, in denen seine Partnerin ihre Meinung änderte oder sich durchsetzte, kaum mehr als ein Gefühl der Überraschung und Neugierde in ihm aus.

Menschen, die vermeidend rekapitulieren (Eliminierungstyp), versuchen grundsätzlich, plötzliche oder unerwartete Veränderungen gänzlich zu vermeiden, da sie unbewusst den Verlust von Wahrnehmung, von Selbstbestimmung und andere Erfahrungen, die mit dem Narkoseschock zusammen hängen, fürchten. Deshalb ist es ihnen oft wichtig, höchst aufmerksam zu sein, mögliche Veränderungen oder Probleme bereits im Vorfeld zu bedenken, immer die Orientierung zu behalten, keinen Energieverlust zu erleiden etc. Weiters neigen sie dazu, alles abzulehnen, was ihre „innere körperliche Umgebung" auf irgendeine Weise verändern könnte (wie etwa Alkohol, Drogen, exotisches Essen, Bakterien, Viren etc.) – im Besonderen trifft das auf Substanzen zu, die in ihrer Wirkung ähnlich einer Narkose sind (wie etwa solche, die beruhigend wirken oder das Energieniveau senken).

- Ein Beispiel hierfür ist ein Laborwissenschaftler, der Variablen kontrollierte, damit nichts jemals unerwartet eintreffen könne. Veränderungen wurden von ihm nur Schritt für Schritt eingeleitet, und er berechnete sogar mögliche abweichende Ergebnisse, sodass im Falle eines anderen Ausgangs des Experimentes sogar dieser nicht unerwartet sein würde. Er lebte nach einem strengen Tagesablauf und aß nur jene Nahrungsmittel, welche keine negativen Auswirkungen auf sein sensibles System hatten.

Menschen, die vermeidend rekapitulieren (Identifikationstyp) neigen dazu, ihr erlebtes Trauma des Narkoseschocks anderen zuzufügen.

- Ein Beispiel, dass diesen Fall deutlich macht, ist dies des Militäroffiziers, der andere starr vor Angst machte. Er inszenierte seine Erfahrung, die er durch die Narkose bei seiner Geburt gemacht hatte, indem er seine Persönlichkeit dazu benützte, andere in einen Narkose-ähnlichen Schockzustand zu versetzen, wobei sich dieses Wiedererleben außerhalb von ihm und seinem Körper abspielte.

Menschen, die konfrontativ rekapitulieren, treten typischerweise den auslösenden Faktoren, welche sie traumatisierten, gegenüber.

- Ich erinnere mich an eine Krankenschwester, die diesen Typ von Rekapitulation auslebte. Sie hatte bei ihrer Geburt eine Narkose bekommen und dadurch das Bewusstsein verloren. Als Erwachsene war sie eine passionierte Lehrerin von Techniken der Bewusstseinsbildung und lehrte ihre Schüler, in Momenten größter Herausforderung und Anstrengung trotzdem ganz bewusst und aufmerksam zu bleiben. Sie setzte sich außerdem für eine Geburt ohne Medikamente ein und unterrichtete medizinisches Personal darin, in Kontakt mit der eigenen Lebenskraft zu sein, um „medizinisches Burnout" zu vermeiden, welches sie mit folgenden Worten beschrieb: taub sein, nicht in Kontakt sein, und Patienten in medizinischen Situationen ohne Gefühl zu behandeln.

Komplexe aufgrund gewaltsamen Eindringens und Beherrscht Werdens

Während der Geburt machen narkotisierte Babys meistens die nachstehend angeführten Erfahrungen, für gewöhnlich in der angeführten Reihenfolge und (Schock ausgenommen) mit einem zunehmendem Grad an Traumatisierung:

1. Schock (ausgelöst von einem plötzlichen Eintreten von bisher unbekannten körperlichen Gefühlen, begleitet von Schrecken, und zu Beginn von einem gewissen Bewusstheits- und Kontrollverlust);
2. das starke Gefühl, unterbrochen zu werden;
3. das Gefühl der Verletzung des Selbst („Es ging mir doch gut, ich hätte es auch alleine geschafft!"), und schließlich
4. das heftige Gefühl, von dem Narkosemittel gestört, angegriffen, überfallen bzw. kontrolliert zu werden.

Menschen, die ein Narkosemittel bekommen haben, erleben für gewöhnlich zwei oder drei der genannten Erfahrungen äußerst intensiv. Es kann auch vorkommen, dass eine Person alle der genannten Erfahrungen in einer hohen (Trauma-)Intensität erlebt. Grundsätzlich ist es so, dass mit der steigenden Anzahl der oben angeführten Erfahrungen auch der Grad an Traumatisierung zunimmt. Jede dieser Erfahrungen bzw. Folgewirkungen durch Narkose bei der Geburt ist ein Teil des sogenannten „Komplexes aufgrund gewaltsamen Eindringens bzw. Beherrscht Werdens", da das Gefühl überfallen, vereinnahmt und beherrscht zu werden die grundlegende Auswirkung einer Verabreichung von Narkosemitteln ist (außer, wenn geringere Dosen oder ein schwaches Schmerzmittel verabreicht werden; dann machen die betroffenen Personen tendenziell die geringfügiger traumatisierenden Erfahrungen wie das Unterbrochen, Angegriffen bzw. Gestört Werden.). An dieser Stelle soll auch erwähnt werden, dass sich bei einem Baby in einer wirklich ernsthaften Situation [während des Geburtsprozesses, Anm. d. Ü.] die am meisten traumatisierenden Erfahrungen zu einem bestimmten Grad mindern (das trifft auf alle Arten von geburtshilflichen Eingriffen zu), da sich das Baby in diesem Fall eher unterstützt fühlt, befreit bzw. gerettet, als gestört, überfallen und kontrolliert (auch wenn die letztgenannten Erfahrungen als unbewusste Eindrücke bestehen bleiben, allerdings zu einem viel weniger intensiven und destruktiven Grad). Jedes dieser Themen in der Gefühlskette des Unterbrochen Werdens bis hin zu dem des Kontrolliert Werdens kann im Leben eines Menschen getrennt voneinander rekapituliert werden.

- Ein Mann z. B. fühlte sich von der Narkose auf traumatische Art und Weise unterbrochen, dann gestört, dann überfallen, und schließlich völlig von der Narkose kontrolliert. In seinem Leben rekapitulierte er das Trauma des Gestört worden seins direkt gegenüber seiner Frau, das Trauma des Unterbrochen worden seins gegenüber seiner Sekretärin, das Trauma des Überfallen worden seins mit dem Rauchen von Zigaretten, und das Trauma des Kontrolliert worden seins mit Drogenmissbrauch.

Im Allgemeinen geht die direkte Rekapitulation von Anästhesietraumen mit irgendeiner Art von Drogenmissbrauch einher, im Besonderen von jenen Drogen, die dieselben Auswirkungen haben wie jene Narkosemittel, die bei der jeweiligen Geburt angewandt wurden.

- Im Zuge seiner Regressionstherapie fand ein Klient heraus, dass seiner Mutter Pitocin (was er als „aufputschend und belebend" erlebte) verabreicht wurde, um die Geburt voranzutreiben, sowie eine Inhalationsnarkose, um die Schmerzen zu lindern (was er als Verlust seines Bewusstseins erlebte). Sein Drogenmissbrauch folgte den exakt gleichen Mustern, d. h. zuerst nahm er Aufputschmittel (die ihn belebten), und dann trank er große Mengen Whiskey, bis er einschlief (also das Bewusstsein verlor). Seine Muster des Drogenmissbrauchs spiegelten somit direkt seine Anästhesie-Erfahrungen (bzw. Traumen) wider und rekapitulierten diese.

Hier möchte ich erneut erwähnen, dass Drogenmissbrauch von einer Interaktion von Traumen und bestimmten Erfahrungen im Leben verursacht wird (siehe Kapitel „Interaktion von Traumen“ weiter oben). Das bedeutet, dass Drogenmissbrauch mehrfache Ursachen hat, welche alle im Zuge der Therapie berücksichtigt und behandelt werden müssen. Der genannte Fall ist ein sehr gutes Beispiel dafür:

- Die Behandlung dieses Mannes bezüglich seines Drogenmissbrauchs war relativ erfolglos und ohne Wirkung, bis er mit Geburtsregressionen begann (wo er Pitocin und Narkosemittel als Hauptursachen seines Drogenmissbrauchs erkannte). Die Besserung seines Problems wäre jedoch nicht ohne die Behandlung von bestimmten Erfahrungen in seiner Kindheit und nicht ohne die Unterstützung der Anonymen Alkoholiker möglich gewesen.

Die Erfahrung, völlig vereinnahmt und kontrolliert zu werden, kann von Personen direkt rekapituliert werden, die (unbewusst) eine Beziehung eingehen, in der sie kontrolliert werden, nur um die (Schatten-)Aspekte ihres Anästhesietraumas zu erfahren (z. B. Angst, Ohnmacht, Groll, Wut, Wunsch sich zu verteidigen und/oder zu flüchten). In einigen Fällen kann die direkte Rekapitulation der Erfahrung von Kontrolle, mit Drogen einhergehen, in anderen Fällen nicht.

- Ein Beispiel für ersteres ist eine Frau, die von den Drogen, die ihr von ihrem Ehemann gegeben bzw. verabreicht wurden, kontrolliert wurde; ihr Mann verwendete die Drogen auch genau aus diesem Grund, nämlich um seine Frau zu kontrollieren (und die Frau forderte ihn auch dazu auf). Gleichzeitig rekapitulierte der Ehemann vermeidend (I-Typ), da er derjenige war, der Kontrolle durch die Drogen ausübte, sie jedoch selbst nicht verwendete.

Die Erfahrung von Kontrolle kann auch vermeidend rekapituliert werden, indem die betroffenen Personen jeglichen Kontakt mit Situationen, in denen es um Kontrolle von außen geht, vermeiden. Beispiele hierfür (E-Typ) sind Personen, die in alternativen Gemeinschaften leben, die ohne Strukturen und Regeln von außen leben wollen, die Teil von rebellischen Gruppen sind, sowie jene, die einer freiberuflichen Tätigkeit nachgehen. Andere wiederum, die gegen Kontrolle oder Drogen ankämpfen, rekapitulieren konfrontativ. Der Komplex aufgrund gewaltsamen Eindringens bzw. Beherrscht Werdens wird häufig auch auf andere Arten rekapituliert. Personen, die vermeidend rekapitulieren (E-Typ) sind z. B auch jene, die rigoros gegen den Gebrauch von Freizeitdrogen sind, und manchmal auch gegen den Konsum von freigegebenen Drogen bzw. Medikamenten (wie etwa Lebensmittelzusätze oder verschriebene Medikamente). Ich habe mit vielen Klienten gearbeitet, denen gesunde Ernährung wichtig war, da sie keine Drogen und andere Zusätze enthält, sowie mit vielen anderen Personen, die Alternativmedizin stark befürworten, da sie (unbewusst) den Kontakt mit Drogen jeglicher Art vermeiden wollen. Ich werde oft gefragt, ob es sich bei der E-Typ-Rekapitulation um einen Selbstheilungsprozess handelt, und die Antwort ist ein „Ja“ mit Einschränkungen. Ein gewisser Heilungsgrad tritt deshalb ein, weil diese Menschen eine Selbstbestimmung über die (symbolischen) Kräfte, die sie ursprünglich traumatisierten, für sich erarbeiten und entwickeln. Dies ist besonders wertvoll für das Vermindern des Schockzustandes im Körper. Dennoch bleiben viele andere Aspekte des Traumas unbehandelt. Ich möchte hier erwähnen, dass alle der grundlegenden Themen des Anästhesietraumas einer Person rekapituliert werden können (und auch werden). Wenn z. B. Kontrolle das Hauptthema ist, dann ist es dieses Thema, dass sehr wahrscheinlich rekapituliert wird, und wenn gewaltsames Eindringen und Beherrscht Werden die grundlegenden Themen sind, dann werden diese beiden rekapituliert werden.

Drogenmissbrauch

Eine weitere, bedeutende Folgewirkung von Anästhesie ist der Missbrauch von Drogen. Viele Menschen konnten ihre Drogenabhängigkeit durch Regressionen zu ihrer Geburt lösen. Es ist häufig der Fall, dass Menschen, denen bei der Geburt eine Narkose verabreicht wurde, dieses Anästhesie-Szenario in ihrem Leben wieder herbeiführen. Ihre Geburt war für diese Menschen ein Lernprozess, bei dem es darum ging, zu erfahren, was Medikamente bzw. Drogen sind. Es kann sein, dass die betroffenen Personen versuchen, ihre bei der Geburt erlebten Drogenerfahrungen direkt zu rekapitulieren. Dabei erschaffen sie dieselben physischen und psychischen Erfahrungen, welche sie bei ihrer Geburt erlebten, um sie in der gegenwärtigen Wirklichkeit offen zu legen, damit sie wahrgenommen und behandelt werden können (für eine genauere Beschreibung dieses Prozesses, siehe das Kapitel über Rekapitulation).

Klienten in Regressionstherapie stellen oft den Zusammenhang zwischen ihrem Drogenkonsum und der Narkose her, einschließlich der Art und dem Zeitpunkt der Verwendung der Drogen.

- Beispielsweise kann eine Person herausfinden, dass ihr Gebrauch von Drogen in einer bestimmten Situation der Verabreichung von Drogen zu einem bestimmten Zeitpunkt während der Geburt gleicht (z. B. wenn Drogen im letzten Drittel der Geburt verabreicht wurden, dann kann es sein, dass die betroffene Person im letzten Drittel des Tages zu Drogen greift, wenn diese Tageszeit einem stressigen Übergang gleichkommt).
- In gleicher Weise entdecken andere Personen, welche Aufputschmittel und Methamphetamin verwenden, dass ihre Geburt mit Medikamenten einherging, die als aktivierend erlebt werden (wie etwa Adrenalin, Prostaglandin, Pitocin etc.).
- Gleichermaßen tendieren Personen, bei deren Geburt Medikamente zur Entspannung- bzw. Beruhigung (z. B. Valium) verabreicht wurden, zur Verwendung von Beruhigungsmitteln.
- Desgleichen steht die Inhalationsnarkose in Zusammenhang mit dem Rauchen von Zigaretten und Marihuana, die intravenöse Verabreichung von Narkosemitteln in Zusammenhang mit dem intravenösen Gebrauch von Drogen etc.

Eine häufige Dynamik, die durch die Verabreichung von Narkosemitteln entsteht, betrifft den Rettungskomplex. Dieser hat seinen Ursprung in der Erfahrung, welche die betreffende Person während der Geburt gemacht hat, nämlich, dass die Geburt ohne den Einsatz von Medikamenten nicht erträglich oder möglich gewesen wäre. Babys lernen so auf nonverbale Art: „Ich schaffe es nicht ohne Medikamente bzw. Drogen." / „Ich muss gerettet werden, um geboren zu werden." / „Meine Mutter braucht Medikamente, damit sie keine Schmerzen hat." / „Ich verursache meiner Mutter Schmerzen und kann das durch Medikamente bzw. Drogen stoppen." In solchen Fällen neigen Babys dazu, sich durch die geburtshilfliche Medikamentation gerettet zu fühlen, und diese Fantasien der Rettung mit Hilfe von Medikamenten/Drogen mit ins Leben zu bringen. Ich erinnere mich an einen Klienten, der ständig sagte: „Ich schaffe es nicht durch den Tag ohne meine Zigaretten, sie nehmen dem Tag einfach das Unangenehme."

Die Intensität der Folgewirkungen einer Narkose bei der Geburt wird davon beeinflusst, wie stark der Verlust des Bewusstseins durch die Verabreichung des Anästhetikums ist. Im Falle eines teilweisen Bewusstseinsverlustes bei der Geburt ist es sehr wahrscheinlich, dass es bei einer direkten Rekapitulation dieser Narkoseerfahrung eben auch um den teilweisen Verlust des Bewusstseins geht, wie z. B. dann, wenn eine Person große Mengen an Alkohol trinkt. Wenn ein Mensch bei seiner Geburt den völligen Verlust seines Bewusstseins erlebte, so wird er sehr wahrscheinlich so viel trinken, bis er ohnmächtig wird, oder so lange Drogen injizieren/inhalieren, bis er das Bewusstsein verliert – all das in einem Versuch, den völligen Verlust seines Bewusstseins während seiner Geburt zu rekapitulieren.

Menschen, die ein Leben ohne jegliche Drogen oder Medikamente leben, gehören wahrscheinlich dem Eliminierungs-Typ der vermeidenden Rekapitulation an, während jene, die Drogen bekämpfen, eher konfrontativ rekapitulieren. Personen, die andere Menschen mit Drogen versorgen, wie z. B. Drogendealer und Anästhesisten, rekapitulieren vermeidend (Identifikations-Typ).

Beziehungsprobleme

Die Auswirkungen der Narkose reichen über das Mutter-Kind-Bindung (sh. oben) hinaus bis hin zur Partner- und Ehebeziehung, wo es zu einer Vielzahl von Störungen kommen kann. Die Folgen der Narkose hinterlassen ihren Abdruck und haben eine lebenslange Auswirkung auf die Intimität in Beziehungen. Viele Ehepartner, die mit ihrem „anästhesierten" [Hervorhebung d. Ü] Partner zu mir gekommen sind, hatten ähnliche Beschwerden. Hauptsächlich geht es dabei um den Drogenkonsum der Partnerin/des Partners (die/der – wie sich im Laufe der Behandlung herausstellt, während der Geburt eine Narkose bekam), was sich durch fehlende Präsenz der Partnerin / des Partners in der Beziehung äußert (d. h. sie/er ist einfach nicht da). Ein ähnliches Problem von Ehepartnern hat mit der Dynamik von Präsenz und Abwesenheit zu tun, das heißt, dass der Partner (mit Narkoseerfahrung) in einem Moment präsent ist, jedoch unverfügbar im nächsten (auch dann, wenn sie/er keine Drogen zu sich nimmt oder trinkt). Entsprechend dieser Dynamik ist die Tatsache, dass sich dieser Partner der Auswirkungen seines Verhaltens auf andere nicht bewusst ist.

- Hier folgt ein typisches Beispiel dafür: „Mein Mann macht mich verrückt. Ich meine, er ist ja ganz okay, aber immer dann, wenn wir irgendwo hin müssen, ins Geschäft, auf eine Party, oder einen Ausflug machen, dann ist er wie benommen, wenn wir dort ankommen. In seinem Dusel. So nenne ich es. Sein Dusel. Sein verdammter Dusel. Es ist schwer zu beschreiben. Er kann dann nicht klar denken. Er führt sich auf wie ein unreifer Teenager, stößt gegen Sachen, vergisst, wo wir hingehen wollen, warum wir dort sind, was wir kaufen wollten, wen wir begrüßen sollen – es macht mich einfach verrückt. Manchmal glaube ich, er hat einen Hirnschaden."

Symptome dieser Art werden im allgemeinen „Unbewusst werden in Beziehungen" genannt, und Narkose ist einer der Gründe für diese Symptome. Ein weiteres typisches Problem ist etwa folgendes:

- „Wir können zusammen sein und eine tolle Zeit haben. Das kann beim Sex sein, oder beim Abendessen, beim Eislaufen, ganz egal, wir haben einfach riesigen Spaß. Aber dann verschwindet er einfach. Also sein Körper ist da, aber das war's auch schon. Ich sage dann: hallo, wo bist du, woran denkst du? Früher dachte ich, es wäre sein Job, oder andere Frauen, woran er denken würde, aber heute weiß ich, dass er dann einfach irgendwo ist, und nicht einmal er selbst weiß, wo."

Es ist sehr schwierig, mit solchen Menschen zusammen zu leben, da sie in Beziehungen „nicht bewusst bleiben". Und wenn sie doch bewusst bleiben, dann fühlen sie sich so, als wenn sie nicht bewusst bleiben würden, als ob sie in einem Nebel wären, als ob sie keine Kraft hätte, oder sie fühlen sich energielos, etc. „In einem Nebel zu sein" bezieht sich auf eine Art mentaler Taubheit, bei der eine Person zwar Handlungen ausführt, aber sich fühlt, als wäre sie dabei in einem Nebel, in dem sie nicht richtig denken bzw. fühlen kann.

- Ich erinnere mich an einen Klienten, der immer dann, wenn er und seine Frau einen Streit hatten, plötzlich nicht mehr klar denken konnte und den Faden verlor. Später, wenn er sich wieder beruhigt hatte, konnte er sich daran erinnern, warum seine Frau wütend gewesen war, und was seine Erklärung und Meinung gewesen war. Doch wenn er sich ihr später mitteilen wollte (er berichtete immer, dass er sich bei diesen Auseinandersetzungen fühlen würde, als würde er sterben), konnte er sich nie an seine Begründung oder Ansichten erinnern, sodass sie schließlich immer im Recht war und er ihrer Sicht der Dinge unterlag. Als er im Zuge der Regressionssitzungen zum ersten Mal seine Narkoseerfahrung wieder erlebte, bemerkte er, dass das exakt das Gefühl widerspiegelte, das er während der Auseinandersetzungen mit seiner Frau hatte. Dies waren seine Worte in der Geburtsregression, als er merkte, dass die Narkose in ihn eindrang: „Wow, das ist genau, wie sich mein Kopf und mein Körper anfühlen. Wow. Wenn ich mit meiner Frau streite. Wow. Genau wie ich mich fühle, wenn ich streite, ich kann dann nicht wirklich denken, aber ich bin froh, dass das mit meiner Frau von hier kommt [von meiner Erfahrung]. Wow." Nach einer Reihe von Regressionen zurück zu seinem Anästhesietrauma war er schließlich zum ersten Mal in der Lage, bei den Auseinandersetzungen und Konflikten mit seiner Frau einen klaren Kopf zu bewahren.

Eine Menge an weiteren Dynamiken treten mit dem Narkosetrauma gemeinsam auf:

1. Die erste Dynamik hat mit dem Gefühl des Erstickens in Beziehungen zu tun. Manchmal kommt es bei der Verabreichung von Narkosemitteln zu ernsthaften Atemproblemen, das heißt, dass das Baby einen signifikanten Sauerstoffmangel erleidet. Wenn das passiert, wird der Mangel an Sauerstoff prägend für die Mutter-Kind-Beziehung und wird Bestandteil der Mutter-Kind-Beziehung. Später im Leben ist es dann die Paarbeziehung, die erstickend wirken kann, auch wenn sie es in Wahrheit nicht ist. Wenn ein Baby die Handlungen von Ärzten als Ursache für den Sauerstoffmangel wahrnimmt, dann kann ein Gefühl des Erstickens in der Umgebung von Ärzten oder Autoritätsfiguren die Folge sein. Wenn ein Baby den Sauerstoffmangel als von der Mutter verursacht wahrnimmt, dann wird dieses Gefühl der Erstickung eher in der Gegenwart von Partnerinnen oder Freundinnen auftreten (oder auch Männern mit ausgeprägten weiblichen Anteilen).

2. Eine weitere Dynamik hat mit der Lebendigkeit des Kontaktes zu tun. Wenn einer Mutter keine Narkose verabreicht wird, dann ist sie normalerweise in einem lebendigen Kontakt mit sich selbst und ihrem Körper. Sie kann die Bewegungen ihres Babys spüren, und umgekehrt. Es kommt zu einer Art „lebendigen" Kontaktes. Wenn jedoch ein Anästhetikum verwendet wird, dann findet dieser lebendige Kontakt in einem viel geringeren Ausmaß statt, und manchmal gar nicht. Diese Muster des „in Beziehung Gehens durch Anästhesie" werden ins spätere Leben übernommen und wirken sich auf das Muster und die Häufigkeit von lebendigen und unlebendigen Kontakten aus. Das bedeutet nicht, dass Babys mit Narkoseerfahrung sich nicht auch in einem lebendigen Kontakt mit ihren Müttern befinden können. Wenn das Geburtserlebnis nicht durch bestimmte Situationen im Leben symbolisch wieder auftritt oder ausgelöst wird, kann das Ausmaß an lebendigem Kontakt zwischen Baby (Kind) und Mutter (Eltern) hoch sein. Es gibt mehrere Arten von lebendigem Kontakt, die während der Geburt passieren, und diese Arten werden bei der Geburt geprägt und wiederholen sich im Leben.

- So ist der Kontakt zwischen Mutter und Baby mitunter wechselseitig, etwa dann, wenn die Mutter dem Baby durch ihre Wehen und das Pressen Schmerzen bereitet, und gleichzeitig das Baby der Mutter Schmerzen verursacht aufgrund seiner Lage in der Gebärmutter, durch seine Bewegungen und das vorwärts Schieben. Diese Art von Kontakt wird wechselseitiger Antagonismus (wechselseitige Feindseligkeit) genannt und tritt häufig in der Phase vor der vollständigen Öffnung des Muttermundes auf.
- Es gibt auch Phasen, in denen sich Mutter und Baby in Synergie befinden (zusammenwirken), wenn sich beide durch den Schmerz hindurchschieben, wenn beide gemeinsam vorwärtskommen.
- Dann wieder gibt es Phasen des voneinander unabhängigen Funktionierens, wenn sich das Baby vorwärts bewegt, während die Mutter nicht presst, und umgekehrt.

All diese Muster spiegeln sich im Verhältnis der Zeit oder Energie wieder, die Mutter und Kind später in ihrem Leben in wechselseitigem Antagonismus, wechselseitiger Synergie und voneinander unabhängigem Funktionieren (in Richtung eines gemeinsamen Zieles) verbringen, und diese Muster spiegeln sich genauso in dem Ausmaß an Zeit wieder, das ein Paar in wechselseitigem Antagonismus, wechselseitiger Synergie und voneinander unabhängigem Funktionieren verbringt. Viele Mütter, die ich gemeinsam mit ihren Babys behandelt habe, entdeckten, dass ihr Verlust des wechselseitigen Verstehens, der Energie und des wechselseitigen Kontaktes sowie ihr Verlust der Synergie und des voneinander unabhängigen Funktionierens mit ihrer Narkoseerfahrung in Verbindung standen (und im Zuge der Geburtsregressionen gelöst wurden). Es soll hier erwähnt werden, dass diese Muster des lebendigen Kontaktes bei der Verabreichung des Narkosemittels betäubt werden und in den unlebendigen Bereichen der Psyche gespeichert werden. Als solche werden sie eher unbewusst ausgelebt und neigen dazu, Störungen zu verursachen (z. B. wird wechselseitiger Antagonismus ausgedrückt, ohne dass die betreffende Person sich dessen bewusst ist, was zu Aggression und Gewalttätigkeit führen kann; oder wechselseitige Synergie wird ausgedrückt, findet jedoch keinen kooperationsbereiten Partner, da dieses Bedürfnis unbewusst abläuft und nicht klar artikuliert wird).

Menschen, die bei ihrer Geburt eine Narkose bekamen, neigen außerdem dazu, sich Situationen im Leben zu schaffen, in denen sie überwältigt oder misshandelt werden (vor allem dann, wenn sie direkt rekapitulieren oder sich in Gegenwart einer Person befinden, die ein Narkoseerlebnis identifizierend rekapituliert), wobei dieselben körperlichen Gefühle erzeugt werden wie damals bei der Narkose. Da Menschen dazu neigen, ihre Probleme mit Grenzüberschreitungen direkt zu rekapitulieren, werden sie Situationen, in denen es um gewaltsames Eindringen oder Misshandlung geht, so erleben (und sich dementsprechend verhalten), also ob sie nichts tun könnten, um das, was hier eindringen will, aufzuhalten. Das bedeutet, dass in solchen Fällen physischer und sexueller Missbrauch eher wahrscheinlich ist, da die betreffende Person nicht in der Lage ist, mit Autorität oder Überzeugung NEIN zu sagen.

Aus einer weniger pathologischen Perspektive betrachtet haben Menschen mit Narkoseerfahrungen Probleme mit persönlichen und zwischenmenschlichen Grenzen. Wenn sie direkt rekapitulieren, fällt es ihnen schwer, in persönlichen Beziehungen nein zu sagen, zu sich selbst nein zu sagen bzw. Grenzen zu setzen, um ihren Lebensraum funktionsfähig und sicher zu gestalten.

- Beispielsweise mietete eine Frau mit Narkoseerfahrung [Anästhesie bei der Geburt, Anm. d. Ü.] ständig Wohnungen, in denen sie von Lärm, von Nachbarn, die auf Besuch kommen wollten, von bellenden Hunden, zudringlichen Vermietern etc. belästigt wurde, und konnte niemals „Nein“ sagen, wenn sie um einen Gefallen gebeten wurde.

Beziehung zu Gefühlen und Schmerz

Wenn eine Narkose verabreicht wird, ist die betreffende Person nicht in der Lage, den Schmerz wahrzunehmen, den sie in diesem Moment eigentlich fühlt. Durch die Narkose werden bestimmte Mechanismen in Gang gesetzt, welche die Wahrnehmung des Schmerzes im Gehirn und im zentralen Nervensystem blockieren. Dieser Prozess dient offenbar als Vorlage für das spätere Leben. Viele Menschen mit Narkoseerfahrungen haben bemerkt, dass sie das ganze Ausmaß des Gefühls, welches sie tatsächlich gerade fühlen, nicht wahrnehmen können, sei es Schmerz, Freude, Müdigkeit, sexuelle Ekstase etc. In diesen Fällen erzählen die Betroffenen von einem konkreten Gefühl der Unwirklichkeit, das sie während dieses ganzen Prozesses begleitet, und danach von einer realen Wahrnehmung, dass das Erlebte nie stattgefunden habe.

- So berichtete z. B. eine Frau, dass sie wüsste, dass ihr Partner ihr sexuelle Freude bereite, sie dies jedoch nie wirklich wahrnehmen könne, und wenn es vorbei war, konnte sie es nicht glauben, dass es stattgefunden hatte. So verlangte sie immer wieder nach sexueller Aktivität zur Bestätigung ihrer Unsicherheit bezüglich ihres Partners.

Es gibt auch Personen, die das Narkosemittel noch immer in ihrem Körper spüren können und es so empfinden, als würde es ihr Vermögen zu Fühlen blockieren. In diesen Fällen treten sexuelle Störungen (Anorgasmie), sinnliche Störungen (wenn bei Berührungen kein angenehmes Gefühl auftritt), Störungen der Gefühlswelt (sie können nicht fühlen, dass sie wütend, traurig, glücklich etc. sind) und andere Probleme auf.

Normalerweise sind die Folgewirkungen eines Anästhesie-Traumas dahingehend negativ, dass sie zu irgendeiner Art von Störung führen, oder bewirken, dass eine Leistung schwächer ausfällt als erwünscht. Gelegentlich können jedoch auch positive Auswirkungen auftreten.

- So auch im Falle einer Frau, der bei Eingriffen an ihren Zähnen keine Narkose verabreicht werden musste, da sie etwa drei Stunden vor dem Termin in einen anästhetischen Schockzustand geriet, aus dem sie erst drei Stunden nach der Behandlung wieder herauskam. Während dieser Zeit fühlte sie keinerlei Schmerzen, wohl aber nahm sie unterschiedlichste Geburtsgefühle wahr (Todesangst, Druck am Kopf, Lichtempfindlichkeit etc.).

Schwierigkeiten beim Ausführen von Tätigkeiten

Für die meisten Menschen ist die Geburt eine Erfahrung, die auf unbewusster Ebene einen tiefen und fundamentalen Lernprozess bedeutet, und zwar dahingehend, wie schwierige Aufgaben, problematische Übergänge, schmerzvolle Situationen etc. im späteren Leben bewältigt werden. Eine optimale Geburt bedeutet (in westlichen Kulturen), dass sie zwar anstrengend, aber schlussendlich erfolgreich ist. Somit lernen wir, dass Anstrengung dem Erfolg vorausgeht. Manche Narkosemittel führen dazu, dass es für die Mütter bei der Geburt schwierig ist, bewusst und aufmerksam zu bleiben, und die meisten Narkosemittel wirken sich dahingehend aus, dass es den Müttern schwer fällt, zu pressen und sich der Situation entsprechend zu verhalten. Was die Babys betrifft, so wird es für sie durch Narkosemittel (auch durch PDA) schwierig, sich aus dem Geburtskanal herauszustoßen, selbst erfolgreich weiterzukommen, und das zu beenden, was sie begonnen haben (oder von außen induziert begonnen haben). Diese Erfahrung überträgt sich direkt auf das Leben, indem sie zu Schwierigkeiten bei der Konzentration auf eine Tätigkeit oder dem Beenden einer Tätigkeit führt.

Oft kommt es zu einem Kraftverlust, d.h. wenn das Anästhetikum das System eines Babys überschwemmt, dann fühlt es einen kompletten Verlust von Kraft und Energie. Es kommt zu einem signifikanten Kraftverlust und es gibt vergleichbare Erfahrungen, die ich als „Energielosigkeit" bezeichne. Die betroffenen Klienten fühlen sich in der Regression, als ob sie keine Energie hätten, irgendetwas zu tun, nicht einmal einen Finger zu bewegen. Diese Empfindung dauert während des gesamten Geburtsprozesses an. Es gibt zwei Komponenten, die bei dieser Erfahrung anscheinend eine Rolle spielen:

1. Völlige Energielosigkeit ist ein Symptom der Narkose-Überdosierung.
2. Die zweite Komponente – chronische Erschöpfung – hat mit existentiellen Problemen des Babys zu tun. Häufig beschäftigen sich Babys damit, ob sie geboren werden wollen oder nicht, ob sie leben wollen oder nicht. Bei Regressionen in die Zeit von zwei Wochen vor der Geburt erleben 87 % der Personen solche existentiellen Fragen sowie ein zwiespältiges Gefühl dahingehend, ob sie leben wollen. Meiner Meinung nach wird der gegenwärtige Anstieg des chronischen Erschöpfungssyndroms – abgesehen davon, dass es auch eine Folge adrenalen Stresses ist – durch die Verabreichung von Anästhetika erzeugt und verstärkt. Das führt im Leben zu existentiellen Fragen und Problemen hinsichtlich Kraft und Energie, und dazu, ob ein Leben mit Vitalität gelebt werden kann. Diese Themen machen die Entscheidung, geboren werden zu wollen, schwieriger.

Ein Klient fasste seine Anästhesie-Erfahrung mit folgenden Worten zusammen:

- „Eben noch ging es mir gut, doch plötzlich kam etwas mit rasender Geschwindigkeit in meinen Körper und zerrte an meiner Fähigkeit, mich zu bewegen, mich zu drehen. Ich bekam riesige Angst. Ich konnte nichts bewegen – weder meine Füße, noch meine Hände oder meine Beine. Ich fühlte mich einfach wie ein Nichts, wie ein feuchter Lappen. Dann war ich zu müde, um den Schrecken noch länger zu spüren, doch er würde zurückkommen. Ich konnte nichts tun. Dann war ich weg."

Das Hauptthema, das diesen Klienten in seinem Leben beschäftigte, war seine Schwierigkeit, irgendetwas zu tun. Er begann mit verschiedenen Projekten, brachte sie jedoch selten zu Ende, und es fiel ihm schwer fand es schwierig, länger an einem Arbeitsplatz zu bleiben. Manchmal fiel er in Ohnmacht (also er „war weg"), während er in der Arbeit war. Nach vielen Jahren der Enttäuschung kam er zu dem Entschluss, dass er wohl ein „Mann der Ideen" sein müsste, und kein „Mann der Taten", da er viele gute Ideen und Vorhaben hatte, jedoch niemals eine dieser Ideen auch umsetzen konnte. Somit wurde er ein Berater, doch auch diese Arbeit unterlag seinem Anästhesietrauma und er schaffte es nicht, sich wirklich auf seine Beratungsfirma einzulassen. Als er mit der Regressionstherapie begann und zum ersten Mal die Anästhesie bei seiner Geburt wieder erlebte, sagte er: „Oh Gott, genauso fühle ich mich jeden Tag in meinem Leben ... es macht keinen Sinn, mit etwas zu beginnen, was mich wieder total panisch macht und was ich erst wieder nicht zu Ende bringen kann." Seine Regressionen waren sehr hilfreich für ihn, und mit etwas Unterstützung schaffte er es, sein Leben anders zu gestalten.

- In einem anderen Fall geht es um einen Mann in einer führenden Position, der seine Projekte mit viel Energie und großem Geschick initiierte und auch zu Ende brachte, doch er war nicht in der Lage, es auch zu spüren oder zu begreifen, wenn er etwas beendet hatte. Dies spiegelte den Verlauf seiner Geburt wieder, die er wohl selbst in Gang gesetzt und auch beendet hatte, jedoch war seiner Mutter in der letzten Minute eine Inhalationsnarkose verabreicht worden, woraufhin diese ihr Bewusstsein verlor, genauso wie er. Das bedeutete für sein Leben, dass er immer am Ende eines Projekts sein Bewusstsein verlor (d.h. er verlor seine Wahrnehmung), und dass er, wenn er sich gut fühlen und sein wohlverdientes Lob annehmen hätte sollen, nicht in der Lage war, anzuerkennen, was er bewerkstelligt hatte. Er konnte nicht erkennen, dass er jemals etwas geschafft hatte, und er spürte einen enormen Energieverlust, wenn er Dinge zu Ende brachte. Die Regressionen waren auch für ihn eine große Hilfe, um seine Schwierigkeiten beim Beenden einer Tätigkeit ins Gegenteil zu wenden.

Wenn der Geburtsverlauf durch eine Narkose behindert wird, entsteht bei den betroffenen Personen ein Gefühl von Unfähigkeit. Sie berichten in der Regression oft, dass sie sich nicht bewegen könnten, nirgendwo hin gelangen könnten, feststecken würden, keine Energie hätten. Im Zuge meiner Untersuchungen über das Gefühl von Kompetenz bei Kindern fand ich heraus, dass Kinder mit Anästhesie-Erfahrungen in alltäglichen Gesprächssituationen die Wörter „Ich kann nicht" sechs Mal häufiger verwenden als Kinder, die ohne Narkose geboren worden sind.

In manchen Fällen hat ein Anästhesie-Trauma zwar keinen Einfluss auf Leistungen, jedoch erzeugt es Erfahrungen von „Energieverlust“.

- Ein Ingenieur zum Beispiel, der ein überaus leistungsfähiger Mann war und vieles schaffte, hatte ständig das Gefühl, dass er seine Energie verlieren würde, wann immer er hart arbeitete, und konnte sich einfach nicht erklären, warum und wie das passieren konnte. Er wurde oft darauf hingewiesen, dass er gute Arbeit leistete, weil das auch den Tatsachen entsprach, doch er litt an einem schwachen Selbstwertgefühl, da er sich trotz seiner Produktivität immer kraftlos fühlte. Als er zu seiner Geburt regredierte und seinen Kraftverlust (kathartisch) wiedererlebte, löste sich diese Selbst-Wahrnehmung auf und er konnte sich plötzlich so sehen, wie ihn die anderen schon seit langer Zeit gesehen hatten. Er begriff, dass er sehr leistungsfähig und produktiv war, und dass ihn die anderen gar nie kraftlos erlebt hatten.

Eine interessante Erkenntnis ist die Tatsache, dass der Verlust von Energie dem Zeitpunkt bzw. der Anzahl von Narkosegaben während des Geburtsprozesses entspricht. Wenn eine Narkose z. B. nach dem ersten Drittel der Geburt verabreicht wird, so wird sie im Leben der betreffenden Person wahrscheinlich dann ihre Auswirkung zeigen, wenn die Person das erste Drittel der Tätigkeit, die sie gerade ausübt, hinter sich gebracht hat. Wenn eine Narkose in aufeinanderfolgenden Dosen verabreicht wird, also drei oder vier Mal während der Geburt, dann wird dieses Muster jene Aktivitäten im Leben überlagern, welche die Geburt in irgendeiner Weise symbolisieren. Wird die Narkose am Ende des Geburtsprozesses verabreicht so wird der Energieverlust dann spürbar, wenn die betreffende Person am Ende einer Tätigkeit steht, und die Wahrnehmung dieses Endes ist wirr.

Grenzverletzungen

Grenzverletzungen sind Erfahrungen, die Menschen während einer Narkotisierung oder Betäubung erleben. Charakteristischerweise berichten die betroffenen Personen davon, dass ihr Körper ganz plötzlich von etwas in Besitz genommen wird, bzw. dass ihr persönlicher Raum, ihr physischer Körper bzw. ihre mentalen Prozesse von irgendeinem externen Stoff überfallen werden. Sie fühlen sich angegriffen, vereinnahmt, überwältigt, gestört, schockiert, überrascht, und haben Angst. Der ausschlaggebende Aspekt bei Grenzverletzungen ist das Gefühl der Betroffenen, dass sie sich weder physisch noch mental gegenüber dem, was auch immer über sie hereinbricht, abgrenzen können. Das bringt viele negative Folgewirkungen für das spätere Leben mit sich:

- Erstens wird das Leben in demselben Rahmen wahrgenommen, d. h. das Leben wird als unvorhersehbar und überwältigend erlebt.
- Zweitens hat man das Gefühl, dass der eigene Körper von externen Kräften in Besitz genommen werden kann, was zu einer defensiven Haltung anderen gegenüber führt, sowie zu Schwierigkeiten im intimen und sexuellen Bereich.

■ So war es auch im Falle einer Frau, die herausfand, dass ihre Anorgasmie auf ihre große Angst beim Eindringen des Narkosemittels zurückzuführen war.

- Drittens (und hier handelt es sich um die vielleicht wichtigste Auswirkung) neigen Menschen mit Geburts-Narkoseerfahrungen zu Problemen mit Grenzen im späteren Leben. Der Grund dafür ist der, dass ihre elementare Grenze, ihr Bauchnabel, während der Geburt durch das Eindringen von Medikamenten missachtet bzw. übertreten wurde und sie keine Möglichkeiten hatten, diese Medikamente auszufiltern oder die Zufuhr zu stoppen. Dadurch haben die Betroffenen später im Leben Schwierigkeiten, Grenzen festzulegen oder aufrechtzuerhalten, Nein zu sagen, Nein zu sagen und es auch so zu meinen, und bestimmende, aggressive und zudringliche Menschen oder Situationen abzuwehren. Meiner Erfahrung nach ist die Wahrscheinlichkeit des physischen oder sexuellen Missbrauchs bei Babys mit Narkoseerfahrungen größer, da sie es (als Kinder) schwieriger finden, Nein zu sagen und eine Grenze gegen Missbrauch aufrechtzuerhalten. (Das soll nicht heißen, dass Missbrauch die Schuld des Opfers ist, sondern dass Missbrauch manchmal abgewehrt werden kann, bevor er überhaupt beginnt.)
- Viertens werden Grenzverletzungen, die durch Anästhesie-Erfahrungen entstanden sind, direkt und vermeidend rekapituliert. Direkt dann, wenn Kinder sich zu gefährlichen Situationen hingezogen fühlen, die mit dem Aspekt des Eindringens in Zusammenhang stehen, v. a. Situationen, in denen Drogen eine Rolle spielen.

■ Ein Mädchen aus der fünften Schulstufe [Mädchen im Alter von 10 bis 11 Jahren, Anm. d. Ü.], das zu mir in die Behandlung kam, fühlte sich – obwohl sie Angst hatte – gezwungen, auf ihrem Weg nach Hause die

Nähe von älteren Jungen aus ihrer Schule aufzusuchen, da ihr deren „Gras-Rauchen“ [Marihuana, Anm. d. Ü.] vertraut vorkam und sie es anziehend fand. Die Jungen waren einverstanden und näherten sich ihr auch sexuell, sodass eine Situation entstand, in der das Mädchen das Überfallen Werden sowie seine Erfahrung mit Anästhetika gleichzeitig rekapitulierte.

Der umgekehrte Rekapitulationstyp, der vermeidende, ist in gleichem Maße schädlich, wenn auch auf eine andere Art und Weise. Menschen, die vermeidend rekapitulieren, neigen dazu, von Situationen, die mit Drogen, Macht oder dem Aspekt des Überfallen Werdens in Zusammenhang stehen, Abstand zu nehmen. Sie leben ihr Leben völlig abgesichert, jedoch ist ihre Lebensweise defensiv (und deshalb sehr aufwendig hinsichtlich der Bereitstellung psychischer Energie, da eine Abwehrhaltung immer enorme Mengen an Energie benötigt), und sie beschränken sich selbst dahingehend, was sie in ihrem Leben lernen oder erreichen können, indem sie von jenen Menschen fern bleiben, die eine positive Kraft und Einfluss auf sie haben könnten. In manchen Fällen haben Menschen, die vermeidend rekapitulieren, gesundheitliche Probleme, da sie sich weigern, Medikamente einzunehmen, die ihre Krankheit bessern oder heilen könnten. Ich kenne einige Christen, die davon überzeugt sind, dass man nur Gott vertrauen kann und nicht den Ärzten oder der Medizin, und die aufgrund dieser Überzeugungen ihr Leben und das ihrer Kinder ernsthaft in Gefahr gebracht haben. Ohne Zweifel sind die ungelösten Anästhesieerfahrungen dieser Menschen Teil ihrer religiösen Überzeugungen.

Konzentrationsprobleme

Wenn im Verlauf der Geburt immer wieder geringe Narkosegaben erfolgen, kann sich dies auf die Konzentrationsfähigkeit im späteren Leben der betreffenden Person auswirken – die Fähigkeit, sich zu konzentrieren, kann schwanken, genau wie während der Geburt.

- Dies war auch der Fall bei einem Jungen, dessen Verhalten seine Lehrer verwirrte. Sie wussten, dass er klug war, jedoch waren seine Leistungen manchmal gut, und manchmal nicht. Die Lehrer kamen zu dem Entschluss, dass er wohl faul sein musste, was jedoch nicht zutraf. „Manchmal kann ich einfach nicht klar denken!“ sagte er, als er gefragt wurde, warum er eine Zeit lang seine Aufgaben erledigte, und dann

> plötzlich damit aufhörte. Nachdem er an seinem Anästhesietrauma gearbeitet hatte, wurden seine Leistungen spontan einheitlicher. Interessanterweise bedankte er sich bei mir für das „Ordnen seiner Gedanken".

In Zusammenhang mit der vorigen Kategorie ist es gerechtfertigt, dieses Symptom hier anzuführen, da es weit verbreitet ist und überaus tiefgreifende Auswirkungen auf das Verhalten und die Leistungen der betreffenden Personen hat. Menschen, die sich in ihren Träumen nicht bewegen können, die nicht vor furchterregenden Traumwesen weglaufen können, in ihren Träumen nicht mit dem Auto losfahren können etc., haben mit einer höheren Wahrscheinlichkeit als andere Menschen eine Verabreichung von Medikamenten, Schmerz- oder Narkosemitteln bei der Geburt erfahren.

Verletzungen, die aus einem empfundenen Mangel an Präsenz und Unterstützung (Hilfe) hervorgehen

Dies bezieht sich auf den Verlust von Aufmerksamkeit (Wachheit) und Bewusstheit, zusätzlich allerdings ist die fehlende Präsenz der Mutter als Ergebnis der Narkose mit einbezogen (ausgenommen, die Narkose wurde lokal oder in die Wirbelsäule injiziert und brachte keinen Bewusstseinsverlust mit sich). Eine Person mit dieser Art von Verletzung erwartet und empfindet einen Mangel an Präsenz in entscheidenden Lebenskrisen, Lebensübergängen usw. und wird sein oder ihr Verhalten als Reaktion auf diesen Mangel rekapitulieren, selbst wenn in Wirklichkeit (im Hier und Jetzt) diese Präsenz gewährleistet ist.

Zusammenhänge zwischen Geburt und Tod

Die Art und Weise, wie ein Mensch geboren wird, hat einen Einfluss darauf, wie er sterben wird, oder wie er seinen Tod erfahren wird. Anders ausgedrückt wird der Tod, aufgrund von bestimmten geburtshilflichen Maßnahmen in Zusammenhang mit einem ungelösten Anästhesietrauma erlebt. Wenn z. B. eine Person das Gefühl hat, dass ihre Energie bei der Geburt (infolge einer Anästhesie) langsam abfließt, dann ist es wahrscheinlich, dass auch der Tod dieser Person auf diese Weise erfolgen wird (oder von ihr so erfahren werden wird). Wenn die Anästhesie als Verlust des

Selbst, Verlust des Bewusstseins, erlebt wurde, dann wird auch der Tod auf diese Art wahrgenommen/erfahren werden. Wenn die Geburt mit Schmerzen und Anästhesie einherging, dann wird auch der Tod diese zwei interagierenden Elemente miteinschließen.

Emotional erlebte Machtlosigkeit* (direkt und vermeidend)

Die Narkoseerfahrung bei der Geburt kann mitunter das Gefühl von Angst vor Ohnmacht im späteren Leben der betreffenden Person hervorrufen. Diese Geburtserfahrung des Ruhig Gestellt Werdens oder Betäubt Werdens wirkt sich auf Produktivität, Sexualität und Gesellschaftsfähigkeit gleichsam aus. So kann beispielsweise die Angst davor, die (ursprüngliche) Erfahrung, sich nicht mehr bewegen zu können, erneut zu erleben, zu einem Streben nach Erfolg führen. Dieses Streben kann in mancher Hinsicht nützlich sein, jedoch bleibt es neurotisch, bis das Anästhesietrauma aufgelöst ist. Der klassische Traum, in dem man versucht, zu laufen oder zu fliehen, jedoch nirgendwo hin gelangt, spiegelt die Machtlosigkeit durch die Anästhesie wieder, ebenso wie der Traum, ein Rettungsboot zu werfen oder eine Person zu retten usw. Menschen, die diese Träume erleben und Narkoseerfahrungen bei ihrer Geburt machten, haben möglicherweise eine dementsprechend große Angst vor Machtlosigkeit in ihrem Leben.

Mögliche Interaktionen mit pränatalen Traumen

Eine Narkoseerfahrung bei der Geburt wird hinsichtlich der oben genannten Prozesse erlebt, doch sie wird auch in Zusammenhang mit ungelösten pränatalen Traumen erlebt. Einige Themen, die als Ergebnis eines Anästhesietraumas und pränataler Traumen auftreten, sind folgende:

1. Eine wichtige Interaktion ist die des pränatalen Drogen- und Alkoholkonsums von Eltern, einschließlich Zigaretten- und passivem Rauchen.

2. Die zweite wichtige pränatale Interaktion ist der Nabel-Affekt. Dieser bezieht sich auf die Gemütserregungen der Mutter, die über die Nabelschnur an das Kind weitergegeben werden. Der Nabel-Affekt ist insofern ähnlich der Anästhesie, als dass er den Körper und die Erfahrungen des

---

* Im englischen Original: Psychological impotence (Anm. d. Ü.).

Babys überwältigt. Die Gemütserregung der Mutter hinsichtlich der Entdeckung der Schwangerschaft kann besonders negativ sein (diese Emotionen können von zwiespältigen Gefühlen, über die Freude über das Baby, bis hin zu Gedanken der Vernichtung und tatsächlichen Abtreibungsversuchen reichen). Wenn dann im Zuge der Geburt eine Anästhesie verabreicht wird, wird sie genau so empfunden, wie der Nabel-Affekt empfunden wurde, z. B. die Anästhesie bedeutet, dass ich nicht gewollt bin, dass meine Mutter vielleicht versucht, mich zu töten (mich abzutreiben), dass meine Mutter dies wirklich versucht, dass sie mich betäuben will, damit ich mich nicht bewegen kann, nicht geboren werden kann usw.

3. Erinnerungen an die Zeugung, die unter dem Einfluss von Drogen stattfand, können ebenso mit Narkoseerfahrungen in Interaktion treten. Wenn ein Baby versehentlich in einer Zeit gezeugt wird, in der die Eltern Drogen nehmen, dann ist die Wahrscheinlichkeit höher, dass auch die Geburt unvorhergesehen passieren wird und vom Baby als betäubend und als unbeabsichtigtes Ereignis erfahren wird (selbst wenn keine Medikamente bei der Geburt verabreicht werden).

4. Erfahrungen aufgrund einer toxischen Gebärmutter können durch eine Anästhesie wieder aktiviert werden und auch durch Blutvergiftung, und bei einem psychischen Erleben des Vergiftet Werdens durch die Mutter und/oder ihren Beziehungen, oder durch die Toxizität der Umgebung, wie das Ausgesetzt Sein ständigen Lärms, irritierender Geräusche, chemischer Stimulantien, allergieauslösender Substanzen, durch Heuschnupfen etc.

Trauma durch künstlich eingeleitete Geburt und wehenfördernde Mittel

Künstliche Geburtseinleitung heißt, dass Medikamente (normalerweise Oxytocin oder Pitocin) verabreicht werden, um die Geburt einzuleiten. Eine Einleitung wird üblicherweise dann veranlasst, wenn die Geburt nicht innerhalb von zwei Wochen ab dem errechneten Geburtstermin spontan einsetzt (wobei der „erlaubte“ Zeitraum vor einer Einleitung von Arzt zu Arzt sehr unterschiedlich ist) und wenn die Fruchtblase absichtlich geöffnet wird oder spontan platzt. Wehenfördernde Mittel sind solche, die verabreicht werden, wenn die Geburt schon begonnen hat und die Wehen beschleunigt bzw. verstärkt werden sollen. Laut der medizinischen Wissenschaftlerin Shanley (1994) kommen bei 20–40 % aller Krankenhausgeburten Medikamente wie Pitocin oder Oxytocin zum Einsatz.

Künstliche Geburtseinleitungen und wehenfördernde Mittel haben ähnliche Auswirkungen wie eine Anästhesie, aber andere Folgen. Bei einer Anästhesie sind oft ein Verlust an Kraft und ein Verlust an Kontakt mit Körper und Verstand zu verzeichnen. Einleitungen und wehenfördernde Mittel hingegen werden als Kraftspritze wahrgenommen, bei der die Kraft künstlich [im engl. Original: geometrically, Anm. d. Ü.] zunimmt, jedoch außerhalb des Selbst und der Kontrolle des Babys ist. Im Allgemeinen hat es Angst, fühlt sich überwältigt und nicht in der Lage, über sich selbst zu bestimmen. Bei einer Anästhesie kommt es oft zu einem Mangel an Stimulierung und dem Wunsch, mehr stimuliert zu werden. Bei Einleitungen und wehenfördernden Mitteln gibt es im Gegensatz dazu zu viel Stimulierung, zu viel Kontakt, und den Wunsch, das, was vor sich geht, zu verstehen, es abzudämpfen, und die Intensität der Stimulierung zu reduzieren.

Auch das Gefühl des Überrascht Werdens tritt häufig auf, da die Einleitung/Wehenförderung oft mittels Infusionen durchgeführt wird und das medizinische Personal nicht immer ankündigt – und die Mütter nicht immer in der Lage sind, Gesagtes wahrzunehmen oder zu hören – wann die Verabreichung von Pitocin begonnen, gestoppt, verstärkt etc. wird.

Künstliche Geburtseinleitungen und wehenfördernde Mitteln wirken sich primär auf folgende Bereiche aus:

- Beeinträchtigung der Bindungsfähigkeit,
- Schock,
- Zeitliche Koordinierung,
- Drogenmissbrauch,
- Probleme durch Störungen des natürlichen Geburtsrhythmus,
- Beziehungsprobleme,
- Selbstwertgefühl,
- Kontrollkomplexe und
- Trauma durch Grenzverletzung.

Am häufigsten erleben Babys bei Geburtseinleitungen bzw. dem Einsatz von wehenfördernden Mitteln Schock, fühlen sich überwältigt, unterminiert, von einer „unbekannten Macht" (der Medikamente) in Angst versetzt und von den Medikamenten gestört und/oder unterbrochen.

Zu diesem Gefühl der Entmachtung (durch künstliche Einleitungen und wehenfördernde Maßnahmen) kommt es deshalb, weil Babys ein sehr klares Bewusstsein von sich selbst, dem Geburtsprozess und der Art und Weise, wie sie geboren werden wollen, haben. Bei meiner Evaluierung der pränatalen Regressionen von Erwachsenen, welche durch mich wie auch andere Kollegen betreut wurden, stellte sich beispielsweise heraus, dass sich mehr als 95 % der Erwachsenen in ihren Regressionen über ihre Geburt und die Art und Weise, wie sie zur Welt kommen wollten, bewusst waren. Manchmal waren ihre Präferenzen geradezu überraschend.

■ So berichtete z. B. ein Mann, dass er nicht vaginal geboren werden wollte, da er Angst vor den vielen Schmerzen hatte. Ein anderer Mann war sich dessen bewusst bis zur letzten Minute warten zu wollen, um sicherzugehen, dass sein Vater bei seiner Geburt zu Hause war. Ein anderer war sich dessen bewusst, dass er sich seine Zeit nehmen wollte, weil er sich die ganze Schwangerschaft hindurch gedrängt gefühlt hatte (seine Eltern führten einen sehr schnellen Lebensrhythmus).

In jedem Fall haben Babys ein reales, wenn auch wortloses, Bewusstsein ihrer Selbst und darüber, wie ihre Geburt voranschreiten soll.

Künstliche Geburtseinleitungen (durch die Verabreichung von Pitocin) werden bei etwa 20 % aller Krankenhausgeburten durchgeführt (Shanley 1994). Die meisten Ärzte veranlassen dann eine Einleitung, wenn der errechnete Geburtstermin um zwei Wochen überschritten worden ist (was als Geburtskomplikation gesehen wird). Doch beachten wir, wie subjektiv die Vorstellung von „überfällig" sein kann: Carl Jones fand heraus, dass nur

5 % aller „Geburtstermine“ korrekt errechnet werden. Zudem kommt, dass die Vorgehensweise von Ärzten angesichts eines „überfälligen Termins“ sehr unterschiedlich ist. Manche warten bis vier oder fünf Wochen nach dem Geburtstermin, bevor sie eine Einleitung vorschlagen. Andere wiederum empfehlen eine Einleitung bereits am Tag des Geburtstermins mit der Begründung, dass dieser Termin als „Weg der Natur“ oder „Botschaft der Natur“ der optimalste Zeitpunkt für die Geburt des Babys sei. Die Verabreichung von Pitocin, um den Geburtsprozess in Gang zu setzen, ist kein isolierter Vorgang. Pitocin führt dazu, dass die Wehen um ein Vielfaches stärker und schmerzhafter sind (und Schmerz wird als Geburtskomplikation betrachtet), was den Einsatz von Schmerz- und Narkosemitteln erforderlich macht (welche negative physische und psychische Folgewirkungen haben, wie später beschrieben). In den meisten Krankenhäusern „verlangt“ die Verabreichung von Pitocin den Einsatz eines elektronischen Wehenschreibers. Das bedeutet, dass die Bewegungsfähigkeit der Mutter bis zu einem bestimmten Grad eingeschränkt wird, sie also weniger steht und geht, weshalb sich die Geburt in die Länge zieht (was als weitere Geburtskomplikation gesehen wird, nämlich den sogenannten Geburtsstillstand), wehenfördernde Mittel notwendig werden und das Risiko einer instrumentellen Geburt bzw. eines Kaiserschnittes entsteht. Zusätzlich hat Pitocin viele unerwünschte physische Nebeneffekte (die in jedem Text über Geburtshilfe angeführt sind) sowie viele psychische Auswirkungen (siehe unten). Es soll hier auch festgehalten werden, dass immer stärkere Tendenzen (sowohl auf Seiten der Ärzte wie auch der Eltern) zu verzeichnen sind, Geburten zu planen, sodass sie leichter in volle Terminkalender passen. Hochtechnisierte Verfahren wie künstliche Einleitungen, wehenfördernde Mittel, Überwachung mittels Wehenschreiber, Anästhesien, instrumentelle Geburten oder Geburten mittels Kaiserschnitt werden zu diesen Zwecken durchgeführt. Die aktive Steuerung der Wehen wird außerdem von verschiedenen medizinischen Enthusiasten propagiert, damit die Geburt der Friedman-Kurve, also einem normativen Ablaufplan, entspricht. Das bedeutet, dass die Wehentätigkeit durch Eingriffe gesteuert wird, um den normativen Standards zu entsprechen. Zum Beispiel besagt diese Kurve, dass der Muttermund nach einer spezifischen Anzahl von Stunden eine bestimmte Öffnung erreicht haben soll. Mittels High-Tech-Eingriffen wird sichergestellt, dass die Muttermundöffnung, das Hineinsinken des Babys in das Becken, die Dauer der Wehen usw. „der normalen Kurve entsprechen“.

Meiner Meinung nach soll eine „Überfälligkeit“ nicht als Geburtskomplikation gesehen werden, außer, es herrschen entsprechende Umstände vor, wie etwa eine Risiko-Schwangerschaft, vorherige Komplikationen bei einer übertragenen Schwangerschaft etc.

Die Folgewirkungen von wehenfördernden Mitteln sind davon abhängig, ob zuvor eine Einleitung stattgefunden hat. Wenn eine Einleitung stattgefunden hat, dann fungieren wehenfördernde Mittel als Verstärker und Auslöser für viele der beschriebenen Folgewirkungen von künstlichen Geburtseinleitungen, und die jeweiligen Einleitungstraumen werden wiederholt und vertieft, genauso wie deren Folgen. Wird z. B. Pitocin als wehenförderndes Mittel verabreicht, kann dadurch das Gefühl der Unzulänglichkeit, welches zu Beginn während der Einleitung erlebt wurde, verstärkt werden.

Besondere Auswirkungen von wehenfördernden Mitteln (die nach einer künstlichen Einleitung durchgeführt wurden)

Es kann vorkommen, dass Personen, die im Zuge einer Wehenförderung eine erneute Dosis von Pitocin erhalten, dies als Bedrohung erleben und ein Gefühl von Paranoia entwickeln können, ein Gefühl, dass „jemand hinter mir her ist und versucht, mich zu erwischen". Das kann zu chronischem Misstrauen im späteren Leben führen. Wenn es jedoch vor dem Einsatz wehenfördernder Mittel keine künstliche Einleitung gegeben hat, sind die Folgen andere. Diese Personen, die eine Förderung der Wehen (aber keine Einleitung) erlebt haben, haben keine Schwierigkeiten, mit etwas zu beginnen, wohl aber haben sie Probleme, bei ihrer Arbeit voranzukommen, eine Beständigkeit in einer Beziehung zu leben etc. Um hier eine Analogie zu benützen, würde das Unvermögen, eine Traumatisierung durch künstliche Geburtseinleitung/ wehenfördernde Mittel anzuerkennen, dem Unvermögen eines Ehemannes gleichen, den psychischen Missbrauch seiner Ehefrau seitens ihres Chefs anzuerkennen. Als Folge würden Intimität und das Gefühl von Verbundenheit leiden, und die Ehefrau würde sich ungesehen und unverstanden fühlen. Kinder wie Erwachsene, die ihre Geburt in Form von Regressionen wieder erleben, berichten, dass sie sich durch die Einleitung/ Wehenförderung gedrängt, gestoßen, beeinflusst bzw. verletzt fühlen. Sowohl bei Mutter als auch Baby treten Gefühle von wechselseitigem Antagonismus und Schuld auf. Das Baby kann sich schuldig fühlen, dass „ich meiner Mutter Schmerzen bereite" bzw. wütend fühlen, dass die Mutter dem Baby Schmerzen zufügt. Dieses Gefühl des wechselseitigen Antagonismus ist recht stark und ist Wegbereiter für jegliche Art von wechselseitigem Antagonismus im späteren Leben – dazu zählen zwischenmenschliche und gesellschaftliche Konflikte, Krieg, sexuelle Beziehungen, sportliche Beziehungen (in Form von Einschüchterungen des Gegners durch demoralisierende Zurufe – eine Praktik, die weit verbreitet ist und mit dem Anstieg des Traumas durch Störung des natürlichen Geburtsrhythmus in unserer Kultur zugenommen hat). Menschen, die direkt rekapitulieren, können sich durch Unterbrechungen und Störungen betrogen fühlen. Dann sagen bzw. fühlen sie: „Wie konntest du mir das antun / warum hast du mir das angetan / ich fühle mich betrogen, weil du meinen Platz eingenommen hast / weil du mich dazu gebracht hast, es so zu machen, wie du es wolltest."

Künstliche Geburtseinleitungen und wehenfördernde Mittel können auch einen Rettungskomplex zur Folge haben, der Produktivität und Erfolg zusätzlich erschwert. Das Baby kann sich unterstützt bzw. gerettet fühlen, wenn die Mutter keine Wehen hat, das Baby übertragen ist, die Geburt noch immer nicht absehbar ist und es keine Anzeichen für ihren Beginn gibt. In diesen Fällen unterstützt Pitocin die Wehentätigkeit der Mutter, leitet die Geburt ein, alles verläuft gut, und die Mutter fühlt sich weder überwältigt noch schockiert, sondern dankbar für die Hilfe. Babys können sich ebenso durch Pitocin-Injektionen gerettet (oder zumindest unterstützt) fühlen. Möglicherweise agieren sie das Erlebte später in Form von Rettungskomplexen aus, indem sie in menschlichen Beziehungen oder in der Arbeit in Schwierigkeiten geraten und schließlich wegen ihres Unvermögens, es alleine zu schaffen, „gerettet werden müssen".

Auch haben künstliche Geburtseinleitungen und wehenfördernde Mittel weniger pathologische, sondern eher globale Auswirkungen. Damit meine ich, dass die Verwendung von Drogen von der allgemeinen Bevölkerung zum Zweck der Stimulation, der Lebenstüchtigkeit oder des Empfindens von Freude sehr hoch ist. Zum Beispiel wird Kaffee für gewöhnlich nicht als Droge gesehen, obwohl Koffein ein starkes Aufputschmittel ist.

■ Ich erinnere mich an einen Mann – und wie ihn erlebte ich viele andere Menschen –, der sagte: „Ich kann meinen Tag nicht ohne eine Tasse Kaffee beginnen." Ein Geschäftsinhaber konnte seinen Tag nicht beginnen, bevor er nicht drei oder vier Tassen Kaffee getrunken hatte. Wenn das nicht der Fall war, fühlte er sich lethargisch und so, dass er in irgendeiner Form Hilfe benötigte, um in Schwung zu kommen (seine Einleitungserfahrung war jene, dass er ohne die Hilfe von stimulierenden Drogen nicht beginnen konnte).

In ihrem späteren Leben neigen Menschen, deren Geburt künstlich eingeleitet wurde, dazu, von solchen Drogen abhängig zu sein, die eine aufputschende Wirkung haben. Unsere kulturelle Fixierung auf Kaffee, damit wir den Morgen beginnen können und wir es durch den Tag schaffen, steht meiner Meinung nach in direkter Beziehung zur ansteigenden Häufigkeit von künstlichen Geburtseinleitungen. Künstliche Geburtseinleitungen verursachen zwar den Drogenmissbrauch nicht, legen aber eine tiefe und wesentliche Anlage fest, die Drogenmissbrauch im späteren Leben wahrscheinlicher macht.

Jene Menschen, die Geburtseinleitungen bzw. wehenfördernde Maßnahmen erlebten, waren bei ihren Regressionen ständig auf der Hut vor Einflüssen von außen (wehenfördernde Mittel), welche sich hereinschleichen könnten und sie dann in Richtung eines Endes schieben würden, von dem sie nicht sicher waren, ob sie es überhaupt so wollten. Jene Menschen brauchten außerdem Wasser bzw. Ermutigung und Druck, um weiter zu machen, und hatten den Verdacht, dass sich ein Einfluss von außen (wehenfördernde Mittel) einschleichen würde, der sie in Richtung Krieg und Gewalt schieben würde, also in Richtung eines Endes, das sie fürchteten.

Wenn keine stimulierenden Medikamente eingesetzt werden, so ist es wahrscheinlich, dass das Baby seine Geburt selbst in Gang setzt und vorantreibt, und zwar auf seine eigene Weise. Es kann sich auf sein eigenes neurophysiologisches System verlassen, um sein Ziel zu erreichen. Dadurch entsteht eine tiefe Veranlagung dafür, sich selbst zu vertrauen und zu schätzen. Im Gegensatz dazu neigen Babys, denen Medikamente verabreicht werden, zu dem Empfinden, dass diese Medikamente eine Beleidigung ihrer eigenen Kompetenz sind und eine Botschaft, dass sie nicht gut genug sind, um ihre Geburt alleine zu schaffen.

Klienten mit einem Einleitungstrauma berichten oft, dass sie sich gut fühlen, alles gut läuft, sie Fortschritte machen, und dass dann, ganz plötzlich, unbekannte Kräfte auftreten und sich ihres Rhythmus bemächtigen, sie verwirren und ängstigen, und sie zwingen, sich zu beeilen, sich weiter zu stoßen etc.

Künstliche Geburtseinleitungen und wehenfördernde Mittel haben eine Reihe von Folgen. Dazu zählen

- Beeinträchtigung der Bindungsfähigkeit,

- Einleitungs-/Wehenförderungsschock,
- Komplexe aufgrund gewaltsamen Eindringens und Beherrscht Werdens
- Produktivitätskomplexe,
- Drogenmissbrauch,
- Grenzkomplexe,
- Rettungskomplexe,
- Schmerz-Komplexe,
- Selbstwertprobleme,
- Rhythmuskomplexe, Probleme beim Beginnen,
- sowie Beziehungsprobleme.

Diese werden im Folgenden beschrieben.

Beeinträchtigung der Bindungsfähigkeit

Wenn Kinder oder Erwachsene zu ihren Erfahrungen mit künstlichen Geburtseinleitungen oder wehenfördernden Mitteln regredieren, so berichten sie, dass sie sich geschockt, überfallen, vereinnahmt, gestört, beeinflusst und von den Medikamenten überwältigt fühlen, was u. a. zu stärkeren Schmerzen und größeren Ängsten führt und die Kontrolle über sich selbst schwächer werden lässt. Für eine erfolgreiche Bindung muss das Baby präzise wahrgenommen und reflektiert (gespiegelt) werden, d. h. die Eltern müssen die physischen Schmerzen, die Ängste, das Gefühl des Überfallen Werdens, den Kontrollverlust etc., die das Baby bei einer künstlichen Geburtseinleitung erfahren hat, verstehen und anerkennen. Da meistens weder das medizinische Personal noch die Eltern verstehen, dass Babys ihre Geburt bewusst erleben und dass ihre traumatischen Erfahrungen gesehen und anerkannt werden müssen, sind Babys nicht in der Lage zu binden. Tatsächlich sind die Bedürfnisse von Babys hier nicht von denen der Erwachsenen zu unterscheiden. Wenn z. B. ein Ehepartner stirbt, dann ist es einleuchtend, dass der Ehepartner, der noch am Leben ist, sein Gefühl von Verlust und Trauer erleben muss und von anderen, die seinen Schmerz und sein Leid verstehen (reflektieren) können, Verständnis und Anerkennung erfahren muss. Somit entsteht zwischen jenen, die unterstützen, und jenen, die trauern, eine tiefe Verbindung von Würdigung und Dankbarkeit, die ihre Wirkung nicht selten in lebenslangen Beziehungen zeigt. Die Situation von neugeborenen Babys ist nicht anders. Traumatisierte Babys tragen ihre Traumen – bedingt durch Einleitung/wehenfördernde Mittel – bis in die

Bindungsperiode hinein, in der es für diese Babys essentiell ist, dass ihre Eltern ihren Kampf und ihre Schmerzen verstehen und anerkennen. Wenn Eltern oder Pfleger den Schmerz und die Kämpfe des Babys spiegeln, tritt Heilung ein, und eine lebenslange, tiefe Bindung ist hergestellt. Geschieht dies nicht, wird die Bindung gehemmt bzw. verhindert. Babys fühlen sich nicht gesehen bzw. gehört, wenn ihr tiefer Schmerz nicht anerkannt und gewürdigt wird. Dieser Mangel an Anerkennung fungiert als Keil in der Beziehung zwischen Eltern und Baby.

Schock durch künstliche Geburtseinleitung / wehenfördernde Mittel

Mütter berichten, dass sie während künstlichen Geburtseinleitungen und der Verabreichung wehenfördernder Mittel häufig plötzliche, beängstigende und extreme Veränderungen ihres Körpergefühls erleben (dies aber zu dem Zeitpunkt nicht erwähnen). Im Allgemeinen spüren sie stärkere Schmerzen, eine vermehrte Wehenhäufigkeit und -intensität und ein größeres körperliches Unbehagen. Babys fühlen dieselben Veränderungen, jedoch in viel stärkeren Proportionen als ihre Mütter, was manchmal zu einem psychischen Schock beim Baby führt. Zusätzlich weist der Schock durch Einleitungen/wehenfördernde Mittel dieselbe Ursache auf wie der Narkoseschock, d. h. Babys werden durch das plötzliche Auftreten von körperlichen Veränderungen durch Pitocin (oder ähnlichen Medikamenten) auf psychischer Ebene schockiert und fühlen totalen Kontrollverlust. Ihr Schock wird durch die „Überdosis“ des verabreichten Medikaments verschlimmert. Schock durch künstliche Einleitung/wehenfördernde Mittel weist einige gleiche Merkmale wie Narkoseschock auf (siehe die Auflistung unter dem Titel „Narkoseschock“). Im Besonderen sind die ersten drei Merkmale (1. Erschrecken, 2. Gefühl des Angriffs und 3. Gefühl der Vernichtung) identisch (weshalb sie unten nicht angeführt werden), doch die restlichen Charakteristika sind andere. Grundsätzlich wird Pitocin als aktivierende, antreibende Kraft erlebt, die das Baby zu etwas zwingt und es vorwärts schiebt, während eine Narkose als eine Kraft wahrgenommen wird, die das Bewusstsein und das Funktionieren einschränkt und schwächt. Es gilt zu beachten, dass die Folgewirkungen, die unten aufgelistet sind, in direkter Beziehung mit dem Ausmaß an Trauma und Schock stehen (d. h. dem schwersten Trauma-Ausmaß), wobei die ersten Aspekte eher charakteristisch für Trauma und die weiteren eher charakteristisch für Schock sind. Die Folgewirkungen vier bis zehn sind:

4. akuter Anstieg von Adrenalin und dem Gefühl von Dringlichkeit (plötzlich oder fortschreitend);
5. Gefühle von Ärger, antiautoritäre Gefühle, Gefühl des Betrogen Werdens und Wut (plötzlich oder fortschreitend);
6. Zunahme an Entscheidungen, die in Eile geschehen, nicht zielführend sind oder ohne persönlicher Integrität getroffen werden (plötzlich oder fortschreitend);
7. Erhöhtes Risiko von Geburtskomplikationen (v. a. Dystokie [gestörter Geburtsverlauf], anomale Kindslage, Asynklitismus [Scheitelbeinstellung]), resultierend aus Punkt 6;
8. Kontroll- und Kraft-(bzw. Energie-)verlust, der Angst verursacht (plötzlich oder fortschreitend);
9. Verlust der körperlichen Funktionstüchtigkeit (plötzlich oder fortschreitend); und
10. tiefste Angst (plötzlich oder fortschreitend).

So wie es auch bei anderen Folgewirkungen der Fall ist, können all diese Merkmale auf unterschiedliche Arten rekapituliert werden und eine davon wird sich davon manifestieren.

- So wurde zum Beispiel der Einleitungsschock einer Klientin jedes Mal getriggert, wenn ihr Chef ihr eine Anweisung gab (d. h. sie war gezwungen, etwas zu beginnen, das sie nicht beginnen wollte), was bedeutet, dass sie den Schock auf diese Art direkt rekapitulierte. Ein anderer Klient rekapitulierte Folgewirkung 6 auf vermeidende Weise (Typ E), indem er es vermied, Entscheidungen zu treffen.

In nahezu allen Fällen befinden sich die Klienten zusätzlich in Lebensumständen, die ihre rekapitulierten Traumen verstärken und vertiefen.

Der Schock durch künstliche Einleitung/wehenfördernde Mittel (im folgenden E/W genannt) scheint außerdem dann am größten zu sein, wenn Pitocin durch Infusionen verabreicht wird, und wird etwas abgeschwächt, wenn es intramuskulär oder oral (in Form von Zungensprays, Gels oder Tabletten) verabreicht wird. Bei einem E/W-Schock kommt es zu einem fortschreitenden Verlust der Kontrolle über den Körper, einer verstärkten Sinneswahrnehmung und -aktivierung, Angst angesichts des Kontrollverlusts sowie Ärger darüber, vereinnahmt oder gestört worden zu sein. Diese Folgewirkungen werden weiter unten besprochen. Ein wichtiger Punkt ist die Auswirkung des E/W-Schocks auf die hormonellen Rhythmen im Leben einer Person. Pitocin ist eine synthetische Version eines Hormons, das vom menschlichen Körper produziert wird. Da dessen Auswirkungen so plötzlich wahrgenommen und nicht verstanden werden, erzeugen sie beängstigende Gefühle im Körper und bewirken ein intensives Erleben von Schrecken, das mit dem Gefühl zu tun hat, keine Kontrolle über sich selbst zu haben. Dies führt zu einem hormonell bedingten psychischen Schock, der sich im späteren Leben in einem Zustand, der Hormonschock genannt wird, auswirkt. Dabei können plötzliche hormonelle Veränderungen Symptome des psychischen Schocks bewirken, wie dies bei der eingeleiteten Geburt erlebt wurde. Wir haben bereits viele Jugendliche (die massive hormonelle Veränderungen durchlaufen) und viele Frauen in der Menopause, die unter Hormonschock litten, sehr erfolgreich behandelt. Ein Hormonschock führt zu großen Komplikationen bei biologischen Veränderungen im jeweiligen Lebenszyklus eines Menschen, einschließlich des Alterungsprozesses.

Komplexe aufgrund gewaltsamen Eindringens und Beherrscht Werdens

Wissenschaftler haben herausgefunden, dass Babys den Geburtsprozess durch ihr eigenes endokrines System auslösen, wenn sie nicht unterbrochen werden. Ferner basieren der Beginn und das Fortschreiten des Geburtsprozesses auf einem natürlichen Rhythmus, der größtenteils durch die Biologie des Babys gesteuert wird. Im Gegensatz dazu stören künstliche Einleitungen und wehenfördernde Mittel diesen natürlichen Rhythmus, die zeitliche Koordinierung und den Fortschritt des Geburtsablaufes und wirken sich außerdem störend darauf aus, „wer die Führung hat". Wenn der natürliche Rhythmus des Babys durch Medikamente verändert wird, dann fühlt es sich zu Beginn schockiert, verwirrt und ängstlich. In weiterer Folge hat es das Gefühl (mit fortschreitendem Grad der Traumatisierung) unterbrochen, gestört, vereinnahmt, überfallen bzw. kontrolliert zu werden. Wie früher erwähnt erleben die meisten Menschen einige dieser Folgewirkungen, manche Menschen auch alle. Im Folgenden werden einige Beispiele für die Rekapitulation von künstlichen Geburtseinleitungen und wehenfördernden Mitteln besprochen.

Direkte Rekapitulation

Wenn Personen direkt rekapitulieren, neigen sie dazu, eine Situation so wahrzunehmen, als würde sie die oben beschriebenen Merkmale aufweisen, auch wenn sie in Wahrheit nichts mit ihrer ursprünglichen Erfahrung zu tun hat. Sie neigen (unbewusst) auch dazu, in ihrem Leben zu erwarten, dass sie unterbrochen, gestört, vereinnahmt, überfallen bzw. kontrolliert werden, fühlen sich durch diese Erwartungen abgelenkt und tätigen ihre Entscheidungen basierend auf diesen Erwartungen (dies im Allgemeinen auf eine unglückliche und nicht zielführende Art und Weise). Manchmal suchen sie sich unbewusst solche Lebenssituationen aus, die diese Merkmale aufweisen, oder führen Situationen herbei, dass jene Merkmale entstehen.

- Ich erinnere mich an einen Schuldirektor, der seine Einleitungserfahrungen direkt rekapitulierte. In seiner Arbeit als Schulleiter hatte er das Gefühl, als wäre sein Leben „eine einzige große Unterbrechung." Er sagte: „Ich komme früh morgens in die Schule (d. h. bevor die Geburt beginnt), und alles läuft gut. Ich kann tun, was sich richtig anfühlt. Dann kommen alle (d. h. das Pitocin) herein und ich fühle mich total vereinnahmt, als wäre mein Leben nicht mehr mein eigenes. Mein ganzer Körper ist davon betroffen, er beginnt zu zittern und zu zappeln (die Auswirkungen von Pitocin auf den Körper). Es fühlt sich an, als wäre ich "high„ durch Kaffee, als hätte ich drei Liter Kaffee getrunken (so, wie sich Pitocin anfühlen kann). Ich fühle mich, als würde ein riesiger Druck (d. h. Wehen) auf mich ausgeübt werden (das Ergebnis von Pitocin), und als würde ich in irgendwelche Richtungen gedrückt und geschoben werden, wo ich gar nicht hin will (er lag bei seiner Geburt quer, d. h. er bewegte sich in die falsche Richtung)." Bei seinen Regressionen erlebte er die Wirkung von Pitocin auf seinen Körper und sagte: „Mein Gott, genau das fühle ich, wenn ich an meinem Schreibtisch sitze und alle beginnen, hereinzukommen." Als er seine Einleitungserfahrung mithilfe der Regressionen aufgelöst hatte, erwartete er weder Unterbrechungen, noch hatte er das Gefühl unterbrochen zu werden (auch, wenn das tatsächlich der Fall war). Er war außerdem in der Lage, Grenzen zu setzen, die ihn vor Unterbrechungen schützten und es ihm erlaubten, längere Perioden hindurch mit höchster Konzentration zu arbeiten. Dadurch war es ihm möglich, dieser innovative, pädagogische Leiter zu werden, der er immer sein wollte.

Einleitungstraumen (und andere) werden manchmal (auf direkte Weise) in Träumen rekapituliert. Hierzu das Beispiel eines immer wiederkehrenden Traums, in dem ein Einleitungstrauma direkt rekapituliert wurde.

- Die Klientin befindet sich auf der Rampe zu einem Durchgang, irgendetwas bewegt sich am Boden, sie wird von hinten gestoßen, nach unten gedrückt, und sie kann nicht stehen bleiben. Sie wird von einem Troll mit einem elektrischen Stab von unten angestoßen. Sie reagiert mit einer mörderischen Wut und will Vernichter und Hexen töten und Kinder peitschen, die Sklaven und Anbeter sind. Weiter vorne gibt es einen Felsen, auf den sie zusteuert. Sie erwacht voller Angst und Schrecken. Im Schlaf wurde sie von einem Gefühl geschüttelt, als würde „ein Messer durch ihren Körper gestoßen werden", als würde sie gestoßen werden und einen Wasserfall hinunter fallen, durch einen engen Canyon stürzen, dann durch eine enge Rinne, 100m weit hinausschießen, von einem Dinosaurier gefangen werden und sterben. Als Person war sie tatsächlich hyperaktiv, hatte ein Aufmerksamkeitsdefizitsyndrom und einen IQ von 120. Sie war nicht in der Lage, bei einer Aufgabe zu bleiben, und sie wurde mit Epilepsie diagnostiziert, nachdem sie auf diesen Traum mit Bewegungen ähnlich denen eines Anfalls reagiert hatte (mit Schaum vor dem Mund und Zittern), woraufhin sie Medikamente erhielt. Sie begann mit der Regressionstherapie (im Zuge derer sich das Schäumen und Zittern als eindeutige emotionale Komponenten ihrer Einleitungserfahrung erwiesen), und nachdem sie die Behandlung beendet hatte, benötigte sie weder Medikamente, noch hatte sie Träume, die mit ihrer Einleitung zu tun hatten.

Vermeidende Rekapitulation (Typ E)

- Eine Frau kam zu mir in Behandlung, da sie Ängste in Bezug auf ihre Arbeit hatte. Sie regredierte spontan zu ihrer Geburt, bei der sie Pitocin als stark invasiv und Angst erregend erlebte, und realisierte, dass ihre Berufswahl (die Beaufsichtigung und Instandhaltung eines abgelegenen Leuchtturms an der Ostküste der USA) eine Spiegelung ihres Wunsches war, nie wieder das Gefühl des Überfallen Werdens zu erleben. Sie sagte: „Oh Gott, genau deshalb wollte ich Aufseherin im Nationalpark werden und habe den Leuchtturm-Dienst gewählt. Ich bin 99 % der Zeit alleine, ich werde niemals gestört. Ich mache einfach das, was ich will, und was kommt. Und ein Teil meines Jobs ist es, Ausschau nach fremden Fischerbooten zu halten, die in Hoheitsgewässer eindringen, und sie dort abzustoppen. Und genau diesen Teil liebe ich am meisten (lacht)."

Vermeidende Rekapitulation (Typ I)

- Ich behandelte einen Mann, dessen gesamtes Leben rund um Rekapitulationen des Identifikations-Typs aufgebaut war. Während seiner Geburt erlebte er das Gefühl von Glückseligkeit, sich im Körper seiner Mutter zu befinden und nun eine lange Reise in die Welt zu beginnen, und wollte gerade anfangen zu stoßen, als er „mit einem kalten, nassen Tuch“ getroffen wurde (die Wirkung des Pitocin). Er fühlte sich aufs Tiefste vom Leben und von seiner Mutter betrogen (weil sie das Pitocin zugelassen hatte) und fühlte sich zutiefst gestört. Durch seine Regressionen begann er zu verstehen, dass er ständig andere unterbrach, genauso wie er bei seiner Geburt auf traumatische Art unterbrochen und gestört worden war. Sein Beruf war es, Autos zu kontrollieren, während sie am Montageband transportiert wurden. Dabei intervenierte er (unbewusst) immer wieder zu unpassenden Zeiten, bis sein Verhalten schließlich tatsächlich störend war. So war in seiner Mappe auf einem Evaluierungsbogen, der von einem Fließbandarbeiter ausgefüllt worden war, zu lesen: „Er kennt sich aus, aber er stört, er denkt einfach nicht mit.“ Kollegen von ihm berichteten auch, dass es ihnen vorkam, als hätte er ihrer Arbeit „einen Dämpfer aufgesetzt“. Obwohl man ihn mit diesem Problem konfrontierte, änderte sich sein störendes Verhalten erst, als er sein Einleitungstrauma wieder erlebte und Einsichten in dessen Folgewirkungen erlangte.

Konfrontative Rekapitulation

Bei der konfrontativen Rekapitulation ist das Trauma in Psyche und Körper noch immer gegenwärtig. Statt nun die traumatische Vorgeschichte in Situationen des Lebens zu erleben oder zu vermeiden, wird das Trauma nach außen verlagert und in verschiedenen Aspekten des Lebens erlebt.

- So projizierte z. B. eine Klientin ihr Einleitungstrauma auf alle medizinischen Injektionen und war eine sehr engagierte Gegnerin von Impfungen bei Kindern, von geburtshilflichen Medikamente während der Geburt, von Auftritten einflussreiche Redner an der Schule ihrer Kinder (starke Einflüsse lassen Erinnerungen an Einleitungstraumen wieder hoch kommen) und von Förderprogrammen an Schulen (da diese „Kinder zwingen, zu früh mit der Schule zu beginnen“, genauso wie eine künstliche Einleitung dazu führt, dass eine Geburt gezwungenermaßen zu früh beginnt).

- Ein weiteres Beispiel ist das eines Mannes, der für ein großes Versorgungsunternehmen in den USA arbeitete. Er kam zu mir in Behandlung, da er sich von seiner Arbeit ausgelaugt fühlte und einen Weg suchte, wie er Stress abbauen konnte. Er war sich dessen bewusst, dass seine Arbeit mit seiner Geburtseinleitung in Zusammenhang stand, doch konnte er nicht sagen, inwiefern hier eine Verbindung bestand (wie sich herausstellte, manifestierte sich bei ihm ein Einleitungstrauma großer Dynamik, d. h. er fühlte sich durch die Einleitung seiner Geburt in seinem Geburtsprozess unterbrochen). Er leitete und überwachte die Kundendienstabteilung, wobei es seine Hauptaufgabe war, sicherzustellen, dass es zu keinen wetterbedingten Störungen der elektrischen Versorgung für die mehr als zwei Millionen Kunden kommen würde. Er führte seine Arbeit mit großer Leidenschaft und Begeisterung aus, die in seinem Beruf beispiellos war. Man hörte ihn oft sagen: „Meine Kunden sind meine Babys, und sie dürfen ganz bestimmt nicht gestört werden." Er verbrachte seine gesamte Karriere damit, Störungen entgegenzutreten und zu bekämpfen, sodass sie nicht mehr auftreten würden. Bei seinen Regressionen entdeckte er, dass die Grundlage für seine Gefühle bei seiner Geburtseinleitung zu finden war, und nachdem er seine traumatischen Gefühle kathartisch auflösen konnte, sagte er: „Es ist so, als ob jemand den ganzen Drang und die Unruhe bezüglich meines Jobs aus mir herausgeholt hätte, und jetzt kann ich einfach meine Arbeit tun und sie genießen."
- Ich erinnere mich an ein weiteres Beispiel einer konfrontativen Rekapitulation von einem Einleitungstrauma. Dabei geht es um einen Manager, der die Ideen anderer Mitarbeiter seines Unternehmens erst akzeptieren konnte, wenn er behaupten konnte, diese Ideen wären seine eigenen. Jede Idee musste von ihm stammen. Dieses Verhalten führte beinahe zu seiner Entlassung. Er begann mit den Regressionen und fand die Ursache für sein Verhalten heraus, nämlich die Einleitung seiner Geburt. Er äußerte es so: „Ich war noch nicht bereit, es war nicht meine Idee, jetzt schon geboren zu werden, doch ich musste es tun, weil die Ärzte es anordneten, und Mama konnte nichts dagegen tun." In seinem Schmerz inbegriffen war das Gefühl, dass er keine grundlegende Entscheidung treffen konnte, die wirklich seine eigene war (nämlich die Entscheidung, zu der von ihm bestimmten Zeit geboren zu werden), dass seine Ideen weder respektiert noch gehört wurden, und dass die Entscheidungen anderer grundsätzlich ein Betrug dessen war, was gut für ihn war (was bei seiner Geburt zutreffend war). Dieses

> Gefühl des Betrogen Werdens zog sich bis hin zu seinem Arbeitsplatz, d.h. er glaubte, die anderen würden seine Ideen von ihm stehlen, und er fühlte sich von vielen Menschen in seinem Unternehmen betrogen.

Ein anderer Aspekt der Komplexe aufgrund gewaltsamen Eindringens und Beherrscht Werdens bezieht sich auf die Entstehung der Glaubenssätze bezüglich Kontrolle. Wenn Menschen sowohl einer künstlichen Einleitung als auch wehenfördernden Mitteln ausgesetzt werden, so bestimmen Medikamente den Beginn wie auch den weiteren Verlauf der Geburt. Auf diese Weise entsteht bei diesen Menschen ein grundlegender, tiefer Glaubenssatz in Bezug auf Kontrolle. Sie glauben, dass es andere sind, nicht sie selbst, die die Kontrolle haben, und dass sie keinen Einfluss darauf nehmen können, wie das Leben gestaltet werden kann. Dadurch entstehen Muster der Passivität, was sich darin äußert, dass sie ständig andere um Rat fragen, dass sie Schwierigkeiten haben, die Verantwortung zu übernehmen, und dass sie zu passiver Aggression neigen. Kontrollkomplexe können vermeidend rekapituliert werden, indem man in Beziehung mit jenen Menschen tritt oder sich in solche Lebensumstände begibt, die gänzlich frei von Kontrolle sind (d. h. nachgiebige Menschen mit fehlendem Kontroll- oder Machtverhalten). Des Weiteren können Kontrollkomplexe vermeidend gemäß Typ I rekapituliert werden, indem man andere kontrolliert, bevor man selbst kontrolliert wird.

Störungen des natürlichen Geburtsrhythmus

Diese Störungen beziehen sich auf das Verändern des natürlichen Rhythmus, der natürlichen zeitlichen Koordinierung des Geburtsprozesses hinsichtlich der Erfahrungen des Babys. Ein Trauma durch eine Störung des natürlichen Geburtsrhythmus ist ein multiples Trauma – ein Trauma der Mutter und ein Trauma des Babys. Es ist für die Mutter dann traumatisch, wenn sie sich nach einer natürlichen Geburt sehnt, die Geburt jedoch eingeleitet oder mit wehenfördernden Mitteln gesteuert wird, oder wenn Einleitungen oder wehenfördernde Mittel ohne ihre Erlaubnis verordnet werden. Es ist dann für eine Mutter nicht traumatisch, wenn sie die wehenfördernden Mittel oder die Einleitung verlangt. Es ist üblicherweise immer traumatisch für das Baby, ganz egal, ob eine Zustimmung der Mutter erfolgt oder nicht. Störungen des natürlichen Geburtsrhythmus haben später im Leben damit zu tun, wer über die Zeit bestimmt, wer über den Beginn und das Beenden von Tätigkeiten bestimmt, und wer den Rhythmus bestimmt, zu dem die Dinge geschehen. Geburtseinleitung und Störungen des natürlichen Geburtsrhythmus haben eine Vielzahl von Auswirkungen, von denen die häufigsten zwei nun angeführt werden:

1. Komplexe mit dem Beginnen. Probleme mit dem Beginnen von Tätigkeiten.
Forschungen haben ergeben, dass der Geburtsprozess durch die Hormone des Babys ausgelöst wird. Das bedeutet, dass etwas in der Neurophysiologie des Babys eine zentrale Rolle für den Beginn des Geburtsprozesses spielt. Gibt es im grundlegenden Prozess der Biologie eines Babys eine Störung, dann kann es passieren, dass die Geburt nicht zeitgemäß beginnt und eine Einleitung notwendig werden kann. Es ist nicht überraschend, dass eines der Hauptsymptome von (direkt rekapitulierenden) Menschen, deren Geburt eingeleitet wurde, das Problem mit dem Beginnen von Tätigkeiten ist. Das kann sich in unterschiedlichen Formen äußern, wie z. B. Probleme mit dem Beginnen der Morgenroutine, der Hausaufgaben, der Hausarbeiten, des Festsetzens gesellschaftlicher Termine usw. Weitere Symptome, die damit zusammenhängen, sind folgende: Auf Hilfe warten, um mit einer Sache beginnen zu können; darauf warten, dass die Anderen etwas tun, bevor man selbst tätig wird; bzw. ständig mit etwas zu beginnen, nur um des Beginnens willen, ohne die Absicht oder das Interesse, es fertig zu stellen (etwas zu beginnen bedeutet in diesem Fall, das Trauma zu vermeiden, indem man von sich aus beginnt).

2. Syndrom des Unterbrochen Werdens.
Wenn Personen bei ihrer Geburt Erfahrungen mit wehenfördernden Mitteln machen, so haben sie in den meisten Fällen das Gefühl, unterbrochen worden zu sein und sind darüber verärgert. Wenn Klienten von ihren Geburtseinleitungen berichten und beschreiben, wie sie sie erlebten, dann bezieht sich die häufigste Beschwerde auf die Unterbrechung ihres eigenen Rhythmus. Sie berichten oft, dass sie sich zu Beginn wohl fühlen, dass alles gut läuft, sie voran kommen, und dann, ganz plötzlich, eine unbekannte Kraft auftritt, die sie vereinnahmt und sie zwingt, sich zu beeilen, sich vorwärts zu stoßen usw. Dies führt zu direkten Rekapitulationen, bei denen diese Personen solche Situationen im Leben suchen oder herbeiführen, in denen ihr eigener Rhythmus andauernd unterbrochen wird und sie sich ständig frustriert oder verärgert fühlen. Im Fall von vermeidender Rekapitulation führen die Betroffenen ihr Leben so, dass sie derartige Situationen gänzlich vermeiden.

Rettungskomplexe

Rettungs-Komplexe sind bei jenen Menschen üblich, deren Geburt eingeleitet oder mit wehenfördernden Mitteln gesteuert wurde, insbesondere wenn diese Eingriffe aufgrund einer tatsächlichen Gefahr oder einer ernsten Geburtskomplikation veranlasst wurden. In diesen Fällen fühlen sich die Betroffenen von den Ärzten und ihren geburtshilflichen Medikamenten (Pitocin) gerettet und neigen dazu, in ihrem Leben immer unbewusst gerettet werden zu wollen bzw. es Drogen zu überlassen, sie aus schwierigen Situationen im Leben zu retten. Diese Dynamiken sind ähnlich der Dynamiken des Rettungs-Komplexes im Falle des Anästhesietraumas, das weiter oben beschrieben wurde.

Komplexe bezüglich Unterbrechung und Störung

Menschen, die die Verabreichung wehenfördernder Mittel erlebt haben, tendieren dazu, Beeinflussungen und Unterbrechungen (Pitocin) während der Ausführung von Aufgaben vorwegzunehmen und fühlen sich bereits von kleinsten Unterbrechungen abgelenkt.

Der Beginn und weitere Verlauf des Geburtsprozesses folgt einem natürlichen Rhythmus, der größtenteils von der Biologie des Babys gesteuert wird, und Babys wünschen sich, dass sie selbst es sind (und bei einer gesunden Geburt sind sie es auch), die die Kontrolle über den gesamten Prozess haben. Künstliche Geburtseinleitungen und wehenfördernde Mittel ändern den natürlichen Rhythmus, die zeitliche Koordinierung, und den Ablauf des natürlichen Geburtsprozesses und wirken störend darauf ein, „wer die Führung hat". Wenn der natürliche Rhythmus des Babys von Pitocin verändert wird, so fühlt es sich anfänglich verwirrt und ängstlich, danach vereinnahmt, unterbrochen bzw. beeinflusst. Künstliche Geburtseinleitungen und wehenfördernde Mittel führen zu direkten Rekapitulationen, bei denen die Betroffenen

1) sich verwirrt und ängstlich fühlen, wann immer sie unterbrochen werden und mit einer unerwarteten Einmischung zu tun haben, oder

2) solche Situationen im Leben suchen oder herbeiführen, in denen sie unterbrochen werden und sich ständig frustriert und verärgert fühlen.

Menschen, die direkt rekapitulieren, haben häufig das Gefühl beeinflusst oder unterbrochen zu werden und haben Schwierigkeiten mit dem Beginnen einer Sache (oder mit dem Glauben daran, dass sie überhaupt mit etwas beginnen können) oder mit ihrer persönlichen Vorgehensweise bzw. Gangart (oder daran zu glauben). Es kann vorkommen, dass sich Personen, die direkt rekapitulieren, von den Unterbrechungen und Einmischungen betrogen fühlen, indem sie sagen und fühlen: „Wie konntest du mir das antun / warum hast du mir das angetan / ich fühle mich betrogen, weil du meinen Platz eingenommen hast / weil du mich dazu gebracht hast, es so zu machen, wie du es wolltest.“

Künstliche Geburtseinleitungen und wehenfördernde Mittel führen auch zu vermeidenden Rekapitulationen, bei denen die Personen ihr Leben so führen, dass sie Einmischungen oder Unterbrechungen gänzlich vermeiden. In einigen Fällen kann das zu Prokrastination (Aufschieben einer Tätigkeit) führen, d.h. zu der unbewussten Erwartungshaltung, dass man unterbrochen oder gestört wird und es somit gänzlich vermeidet, eine Tätigkeit zu beginnen. In andern Fällen kann die Furcht vor Auseinandersetzungen mit schwierigen Aufgaben oder Situationen (die symbolisch für die Geburt stehen) ebenfalls zu Prokrastination führen. Dann wiederum können sich die Folgewirkungen in vollkommener Verantwortungslosigkeit äußern, d.h. dass Menschen jegliche Verpflichtung für bedeutende Verantwortungsbereiche vermeiden, da sie hier besonders verletzlich in Bezug auf Unterbrechungen und Störungen sind. Dann gibt es Fälle, in denen vermeidende Rekapitulation (d.h. durch vermeidende Verhaltensweisen kommt es zur Rekapitulation des Traumas) erfolgreich sein kann, doch gibt es auch dann noch immer eine dumpfe Angst, dass Unterbrechungen passieren könnten, was das Empfinden von Freude sowie die Fähigkeit, sich zu konzentrieren, stark beeinträchtigt.

- Ein Klient z.B. liebte es, an Segelboot-Rennen teil zu nehmen. Es war für ihn sein Leben, es war der Grund, warum er am Leben war. Jedoch befürchtete er immer, dass plötzlich ein starker Wind aufkommen würde und er dadurch viel zu schnell werden würde oder es zu gefährlich werden würde. Er erklärte es so: „Ich kenne es nur allzu gut. Ich mache meine Sache gut, ich liege weit in Führung, und dann beginne ich mir Sorgen zu machen, dass mich plötzlich etwas dazu bringt, zu schnell unterwegs zu sein, über die Linie hinauszuschießen, vom Kurs abzukommen oder mich zu disqualifizieren. Ich bin wie besessen von diesem Gedanken, dann falle ich zurück, und manchmal verliere ich das Rennen.“ In seinen Regressionen stellte sich heraus, dass seine schwersten Traumen die Geburtseinleitung und die

Verabreichung wehenfördernder Mittel waren. Er fand heraus, dass seine Gefühle während eines Rennens, wie oben beschrieben, dieselben Gefühle waren, die er während der Verabreichung der wehenfördernden Mittel spürte.

Beginn und Beendigung einer Aufgabe

Eine der wichtigsten Folgewirkungen von künstlichen Geburtseinleitungen und wehenfördernden Mitteln sind die Aspekte des Beginnens oder des selbständig Weitermachens. Wird Pitocin zur Einleitung einer Geburt verwendet, so entsteht eine psychologische Vorlage für „das Beginnen", wodurch ähnliche Situationen im Leben der jeweiligen Personen erzeugt werden. In manchen Fällen wirkt sich das auf das Leben insofern „gut" aus, als dass Menschen, deren Geburt eingeleitet wurde, vermeidend rekapitulieren: Sie sind immer die ersten, die etwas beginnen, sodass sich niemand in ihr Beginnen einmischen kann. In anderen Fällen führt die Furcht vor dem Anfangen dazu, dass es sich für die betreffende Person schwierig gestaltet, etwas aus eigener Kraft zu initiieren. Das kann zur Folge haben, dass diese Person auf Hilfe von anderen Menschen oder Drogen wartet, um anfangen zu können, oder solange wartet, bis andere mit etwas begonnen haben, bevor sie selbst etwas angehen. Im Fall von wehenfördernden Mitteln sind die wichtigsten Auswirkungen das Warten, bis man von jemandem bei der Fortführung einer Tätigkeit unterstützt wird bzw. das Benötigen anderer Personen beim Beenden einer Sache.

Selbstwertgefühl

Kinder wie Erwachsene sind sich in den Regressionen zu ihren Geburtseinleitungen oder zu der Verabreichung wehenfördernder Mittel darüber bewusst, dass ihnen dabei „geholfen wird", anzufangen (eingeleitet zu werden), oder sie dabei unterstützt werden, es durch die Geburt zu schaffen (Wehenförderung), jedoch fühlen sie sich dadurch häufig in ihrer Kompetenz verletzt und haben das Gefühl, „nicht gut genug" zu sein, um ihre Geburt alleine zu bewältigen. Aus diesem Grund neigen Menschen mit solchen Erfahrungen (unbewusst) dazu, sich in ihrem Leben inkompetent zu fühlen, und verbittert jenen gegenüber, die versuchen, ihnen zu helfen oder sie zu unterstützen. Es ist an dieser Stelle nochmals wichtig, zu betonen, dass es sich bei der beschriebenen Inkompetenz und der beschriebenen Verbitterung um eine unbewusste (und nicht bewusste) Haltung handelt, auch wenn die betreffende Person dies bewusst wahrzunehmen vermag. Das trifft im Großen und Ganzen auf alle Auswirkungen geburtshilflicher Traumen zu. Künstliche Einleitungen und wehenfördernde Mittel übermitteln dem Baby (und der Mutter) die Botschaft, dass sie das nicht alleine schaffen können. Das Baby tendiert dann dazu, seinen Fähigkeiten nicht zu vertrauen, was in weiterer Folge zu einem niedrigen Selbstwertgefühl führt. Die gegenteilige Situation, nämlich die Abwesenheit einer Einleitung und wehenfördernder Mittel, unterstützt das Selbstvertrauen und führt dazu, dass sich ein Baby in seinem späteren Leben sehr wahrscheinlich auf sich selbst verlässt und sich kompetent darin fühlt, Dinge selbständig zu beginnen und zu beenden. Dadurch entsteht Selbstwertgefühl.

Beziehungsprobleme

Wie bei allen Arten von geburtshilflichen Eingriffen wirken sich auch die Folgen von künstlichen Einleitungen oder wehenfördernden Mitteln prägend auf Beziehungen aus. Wenn z. B. Pitocin verabreicht wird, so fühlen sich Babys oft, als ob etwas anderes, eine unbekannte Substanz von außen, sich ihres Geistes und ihres Körpers bemächtigt, sie beeinflusst, und sie dazu bringt, keine Kontrolle über sich selbst zu haben und große Angst zu spüren. Das kann zu ähnlichen Gefühlen und Verhaltensweisen in Beziehungen führen, d. h. dass eine Person nicht von sich aus mit etwas beginnen oder etwas weiterführen kann, der Partner/die Partnerin sodann versucht, die Sache in die Hand zu nehmen, die Kontrolle zu haben, und dass es somit bei der Art und Weise, wie die betroffene Person eine Sache angeht, zu Unterbrechungen und Beeinflussungen kommt. Bei jenen, die direkt rekapitulieren, gibt es eine Tendenz, solche Partner zu wählen, die die Kontrolle haben und sie auch ausüben. Jene, die indirekt rekapitulieren, neigen zu Partnern, die kooperativ und nichtdominant sind. Sie leben ihre Erfahrungen mit einer Einleitung oder wehenfördernden Mittelns so aus, indem sie andere anleiten und fördern, d. h. indem sie die Kontrolle haben, als Motivatoren und Helfer agieren oder andere unterbrechen und beeinflussen etc.

Autoritätskomplex

Manche Menschen erleben Pitocin als „Versuch, sie unnötig fest anzustoßen, sie zu zwingen, sich in einem Rhythmus zu bewegen, der unbequem und gefährlich ist." In diesem Fall wird Pitocin als autoritärer Prozess gesehen, was bedeutet, dass die Betroffenen in ihrem Leben rebellisch agieren und Probleme mit Autorität haben werden. Somit ist es für sie schwierig, produktiv zu sein, vor allem dann, wenn eine Autorität oder der Druck, produktiv zu sein, gegenwärtig ist.

Trauma der instrumentellen Geburt

Aus psychologischer Sicht haben Zangengeburten und Saugglockengeburten ähnliche Folgewirkungen, mit einigen deutlichen Unterschieden. Aus diesem Grund, und weil ein Großteil der Daten über instrumentelle Geburten von Zangengeburten stammt, wird im folgenden Abschnitt der Begriff Zange (und seltener Saugglocke) verwendet. Die Auswirkungen, die der Zangengeburt zugeschrieben werden, gelten im Grunde auch für Saugglockengeburten.

Wie alle geburtshilflichen Traumen werden auch instrumentelle Geburten auf die bereits besprochenen vier grundlegenden Arten rekapituliert. Diese Rekapitulationen zeigen sich folgendermaßen:

- Menschen, die mit mechanischen Hilfsmitteln geboren wurden, neigen in ihrem späteren Leben (unbewusst) dazu, Personen auszusuchen bzw. zu manipulieren oder Situationen so auszuwählen bzw. herbeizuführen, dass ihre ursprünglichen Erfahrungen mit jenen mechanischen Hilfsmitteln wieder erzeugt werden (direkte Rekapitulation);
- sie vermeiden jene Personen oder Situationen, durch welche ihre traumatischen Gefühle bezüglich ihrer instrumentellen Geburtserfahrung wieder aktiviert werden (vermeidende Rekapitulation);
- sie leben ihr instrumentelles Geburtstrauma an anderen Personen aus (vermeidende Rekapitulation, Typ I);
- und/oder sie gehen in Konfrontation mit Situationen und bekämpfen Situationen, welche den Einsatz von Instrumenten mit sich bringen, oder Situationen, die mit übermäßiger Macht und Einfluss einhergehen (was dem entspricht, wie instrumentelle Geburten üblicherweise wahrgenommen und erlebt werden).

Die Zangengeburt hat viele Auswirkungen, u. a. Zangenschock, Beeinträchtigung der Bindungsfähigkeit, Kontrollkomplexe, Produktivitätskomplexe, Autoritätskomplexe, gestörte Orientierung, Schmerzkomplexe und Retterkomplexe. Über diese und andere damit in Zusammenhang stehende Themen wird in einem Manuskript (Emerson 1996b) sowie in einem Video

(Emerson 1996e) berichtet. Im Folgenden werden die Auswirkungen von Zangengeburten beschrieben.

Beeinträchtigung der Bindungsfähigkeit

Ebenso wie bei weiter oben erwähnten Eingriffen kommt es auch bei Babys, die eine Zangengeburt erlebten, zu einer unzureichenden Bindung, wenn bei dem medizinischen Personal bzw. den Eltern kein Verständnis für das Trauma des Kindes vorherrscht. Wenn das ungelöste Trauma nicht anerkannt wird, entstehen subtile Missverständnisse zwischen Baby und Eltern, was dazu führt, dass sich das Baby ungesehen, ungehört und missverstanden fühlt. Zusätzlich wird eine unzureichende Bindung im Falle von Zangengeburten noch verschlimmert, da die Zange für das Baby die erste menschliche Berührung repräsentiert, und diese Berührung in der Regel objektiv und schmerzhaft ist. Dies ist auch dann der Fall, wenn Narkosemittel verabreicht werden (was bei einer Zangengeburt üblich ist).

In Regressionssitzungen berichten betroffene Personen durchwegs von einem Gefühl extremer Schmerzen im Kopf (was bei Saugglockengeburten eher weniger der Fall ist). Dieser Schmerz tritt folglich oft als Symptom in ihrem späteren Leben auf. Offensichtlich ist das Ausmaß des Schmerzes durch den Druck der Zange so groß, dass die Schmerzen stärker als die betäubende Wirkung der Narkose sind. Wenn Erwachsene und Kinder zu ihrem Trauma der Zangengeburt regredieren, berichten sie u. a. von Gefühlen wie Schmerz, Vereinnahmung, Gewalt, Kälte, Objektivität, Angst, gewaltsames Eindringen und Unterbrechung, sowie Kontrollverlust. Deswegen haben Menschen, die mithilfe einer Zange geboren wurden, eine abwehrende Haltung gegenüber Berührungen. Das äußert sich in Form von Anspannung und Ängsten davor bzw. Widerstand dagegen, berührt, gestreichelt, umarmt bzw. gehalten zu werden. Diese taktile Abwehrhaltung ist eine häufige Folgewirkung der Zangengeburt und stellt eine ernsthafte Behinderung des Bindungsprozesses dar. Für eine erfolgreiche Bindung entscheidend sind das entspannte und innige Halten, Umarmen, sowie der Augenkontakt zwischen dem Baby und seinen Eltern, was jedoch durch eine taktile Abwehrhaltung gestört bzw. verhindert wird. Dennoch gibt es Fälle, in denen Mütter von einem erfolgreichen Augenkontakt mit ihren Babys berichteten, wobei sie den körperlichen Kontakt zu ihren Kindern, die abwehrend auf Berührungen reagierten, nicht eingingen.

Diese taktile Abwehrhaltung ist eine grundlegende Form der vermeidenden Rekapitulation (Typ E), d. h. einer Vermeidung des über Berührung induzierten Traumas (also durch die Geburtszange).

- So berichtete zum Beispiel ein Mann, der mithilfe einer Zange geboren wurde, dass er Sexualität unter allen Umständen vermied und sich auf Sexualität nur dann einließ „wenn seine Lüste ihm über den Kopf (d. h. Vernunft) wuchsen“. Wenn er schließlich sexuell aktiv wurde, so tat er dies mit dem geringsten Ausmaß von Berührungen (worüber sich seine Partnerinnen oft beschwerten).

Im Falle einer direkten Rekapitulation können sich Zangengeburten oft dahingehend auswirken, dass der Schmerz durch die Geburtszange unbewusst wieder erzeugt wird; darunter fällt masochistisches Verhalten, masochistische Sexualität, eine Neigung zu Unfällen sowie eine Empfänglichkeit für körperlichen Missbrauch.

- So war etwa ein Mann nur in der Lage, sexuelle Lust zu verspüren, wenn er gefühlslos und schmerzhaft berührt wurde, was er schließlich auf seine Zangengeburt zurückführen konnte.

Wird das Trauma einer Zangengeburt vermeidend rekapituliert (Typ I), kann sich dies in einem sadistischen Verhalten äußern, da die Person sich mit dem traumatisierenden Ursprung (also der schmerzhaften bzw. traumatisierenden Berührung) identifiziert und dies an anderen Menschen auslebt. Bei einer konfrontativen Rekapitulation kann sich eine Zangengeburt dahingehend auswirken, dass die Person Schmerzen, Missbrauch und andere physische Zustände, die symbolisch für die Zangengeburt stehen, engagiert bekämpft. Es kann auch bedeuten, dass diese Person unzulängliche Geschäfts- oder Ehepartner auswählt, also solche Menschen, die in ihrem Verhalten der Dynamik des ungelösten Zangentraumas entsprechen: So werden z. B. Partner gewählt, die „vernichtend und kalt“ sind, wenn sie ihre Wut ausdrücken, oder „kalt und manipulativ“ in der Art und Weise, wie sie Unterstützung zeigen.

Zangenschock

Während bei Geburtseinleitungen bzw. bei Einsatz wehenfördernder Mittel durch das plötzliche Auftreten von Medikamenten im System des Babys Schock verursacht wird, wird bei Zangen- und Saugglockengeburten durch das plötzliche Auftreten von Metall oder Gummi auf der Schädeldecke sowie durch den plötzlichen und schmerzvollen Druck, der außen auf der Schädeldecke (und in weiterer Folge auch innen) entsteht, Schock verursacht. Viele Erwachsene erleben den Schock ihrer instrumentellen Geburt, wenn sie zu ihrer Geburt regredieren und die Auswirkungen dieser traumatischen Erfahrung auf ihr Leben beschreiben. Grundsätzlich kehrt dieser Schockzustand in jenen Situationen wieder, die anstrengend sind, mit einem wichtigen Übergang zu tun haben bzw. mit einer Form von Autorität und Kontrolle einhergehen.

- So geriet zum Beispiel eine leitende Angestellte (per Zange geboren) immer in einen Schockzustand, wenn ihr Chef (die Autorität) ihr Büro betrat. Sogleich fühlte sie sich in ihrem Büro (dem Uterus) gefangen, sie fühlte sich, als könnte sie sich nicht bewegen, und hatte manchmal das Gefühl, Nadeln würden auf ihren Kopf gedrückt werden (die Zange), was von Kopfschmerzen begleitet wurde. Sie hatte große Angst, dass ihr Chef ihre Arbeit (also ihr Vorhaben, ihre Geburt auf ihre Weise auszuführen) zunichtemachen würde und von ihr verlangen würde, ihre Arbeit auf eine andere Art (also mit der Geburtszange) zu erledigen. Bei Messung ihres Adrenalinspiegels und ihre Cortisolwerte (Stresshormone) zu dem Zeitpunkt, als ihr Chef in ihr Büro kam, fanden wir heraus, dass sie sofort in einen Schockzustand geriet. Wenn dies eintrat, verlor sie ihre persönliche Kraft, konnte nicht klar denken oder handeln und machte mehr Fehler (was wiederum ihr Gefühl von Verwundbarkeit und Angst verstärkte).

Wenn die betroffenen Personen den Zangenschock direkt rekapitulieren, neigen sie dazu, solche Situationen zu wählen oder herbeizuführen, dass eine Kontrolle von außen eine entscheidende Rolle spielt. Der eben genannte Fall ist ein Beispiel dafür.

Bei einer vermeidenden Rekapitulation tendieren die Betroffenen dazu, jegliche Situationen zu vermeiden, die mit Autorität, starken Strukturen bzw. Macht und Kontrolle einhergehen. Im Zuge dieser Vermeidung sind sie anfällig für parasympathischen Schock und weisen auch andere Symptome auf. Der Grund dafür ist, dass bei Vermeidung (und Konfrontation) der Kern des Zangentraumas ungelöst bleibt und das Ungelöste in Form von damit in Zusammenhang stehenden Symptomen ausgedrückt wird. So waren z. B. die Kopfschmerzen einer Frau, das Geschwür eines Mannes und die Phobie eines älteren Mannes vor hohen Gebäuden („mächtigen Konstruktionen, die einem auf den Kopf fallen können") Ausdruck der vermeidenden Rekapitulation eines Zangentraumas.

Komplexe aufgrund gewaltsamen Eindringens und Beherrscht Werdens

Wie auch bei anderen Eingriffen ist es im Fall einer Zangengeburt wichtig zu wissen, ob sie aufgrund eines wirklichen Notfalls oder einer lebensbedrohlichen Situation (was als „Rettungszangengeburt" bezeichnet wird) durchgeführt wurde, oder ob in Wahrheit keine Notwendigkeit dafür bestand (was „eindringende oder kontrollierende Zangengeburt" genannt wird). Diese Bezeichnungen sind darauf zurückzuführen, wie die Zangengeburt erlebt wird. Dieses Erleben bildet die Grundlage für spätere Rekapitulationen. Wenn z. B. eine Zangengeburt nicht notwendig ist, erleben die Betroffenen in ihren Regressionen die Zange als Unterbrechung, Störung, gewaltsamen Eindringens und/oder als Beherrscht Werden, was dazu führt, dass das Gefühl des gewaltsamen Eindringens und des Beherrscht Werdens später rekapituliert wird. Wenn sich das Baby jedoch in einer bedrohlichen Situation befindet und die Zangengeburt dringend notwendig ist, wird das Gefühl der Unterbrechung, Störung, des gewaltsamen Eindringens und/oder Beherrscht Werdens weitgehend abgeschwächt, und die Personen berichten stattdessen von einem Gefühl der Erleichterung, Unterstützung bzw. Rettung. In diesem Fall werden die Krise an sich (also die Geburtskomplikation) sowie das Gerettet Werden rekapituliert. (Dabei müssen wir bedenken, dass auch in diesem Fall eine Zangengeburt nicht ohne ein gewisses Gefühl des Schocks, des Überfalls, des Kontrollverlustes etc. von Statten geht.) Wie bereits erwähnt, werden Traumatisierungen durch Zangengeburten auf die vier grundlegenden Arten rekapituliert. Alle Merkmale des Komplexes aufgrund gewaltsamen Eindringens und Beherrscht Werdens können rekapituliert werden.

Eine direkte Rekapitulation des Komplexes aufgrund gewaltsamen Eindringens und Beherrscht Werdens ist dann der Fall, wenn die Betroffenen ihr Zangentrauma in ihrem späteren Leben in unterschiedlichen Lebenssituationen wieder erzeugen.

- Eine Frau kam z. B. immer mit Kopfschmerzen von der Arbeit nachhause und hatte das Gefühl, dass ihre Vorgesetzten „zu hart reagierten" [wörtliche Übersetzung aus dem Englischen: „sie zu fest einklemmten", Anm. d. Ü.], wenn sie einen Fehler machte. Sie hatte den Eindruck, dass die Vorgesetzten sich in die Art und Weise, wie sie ihre Arbeit erledigte, einzumischen versuchten. Als ich mit ihren Vorgesetzten sprach, gaben sie genau das Gegenteil an, nämlich dass die Frau ständig wie ein rohes Ei behandelt werden musste, kaum mit Feedback umgehen konnte und ständig Fehler machte (d. h. sie manipulierte die Situation unbewusst so, dass sie ihr Zangentrauma wieder erlebte). Im Zuge ihrer Regressionen entdeckte sie, dass sie bei ihrer Geburt viele Fehler in der Bewegung durch das Becken gemacht hatte, was ihr enorme Kopfschmerzen bereitete. Dies führte schlussendlich zur Notwendigkeit einer Zangengeburt. Nachdem sie ihr Zangentrauma aufgelöst hatte, machte sie plötzlich kaum noch Fehler und fühlte sich nicht mehr „eingeklemmt" oder überfallen und ging viel entspannter damit um, beaufsichtigt zu werden.

- Ein weiterer Fall der direkten Rekapitulation ist jener einer Frau, die bei ihrer Geburt zurückgehalten wurde bis ihr Vater eintraf, und schließlich unter Einsatz der Geburtszange zur Welt kam. Im Zuge ihrer Regressionen zeigte sich, dass sie große Angst aufgrund der plötzlichen Gegenwart der Geburtszange hatte und gegen deren Einmischung tiefen Groll hegte. Gleichzeitig befand sie sich beim Eintreffen ihres Vaters in einem enormen Stresszustand und war völlig erschöpft und musste mit der Zange entbunden werden, wobei sie beinahe starb. Somit assoziierte sie das Auftreten der Geburtszange und das Erscheinen ihres Vaters mit ihrer Lebensrettung. Dieses Trauma rekapitulierte sie in ihrem Leben, indem sie sich immer wieder in schwierige (und manchmal gefährliche) Situationen brachte, wenn sie zuhause war und auf die Ankunft ihres Ehemannes (der unbewusst ihren Vater repräsentierte) wartete. So bestückte sie einmal den Kamin mit viel zu viel Holz, wodurch beinahe das Wohnzimmer abgebrannt wäre. Ein anderes Mal stellte sie Essen, das in Papier gewickelt war, in den Ofen, woraufhin das Papier Feuer fing und beinahe die Gasbrenner entfacht und eine Explosion verursacht hätte. Sehr oft rührte ihr Stress daher, dass sie aufgrund unterschiedlichster Ursachen davon „zurückgehalten wurde", etwas fertigzustellen. An einem Abend hatten sie und ihr Ehemann zu einer Dinnerparty geladen, und er kam gerade rechtzeitig nachhause, um sie „zu retten" – sie war nämlich nicht in der Lage gewesen, den Staubsauger zum Funktionieren zu bringen, obwohl es nur nötig gewesen wäre, den Staubbeutel zu wechseln, was sie schon viele Male zuvor getan hatte. In diesem Fall wehrte sie sich gegen den Ratschlag ihres Mannes, da sie sich dazu genötigt fühlte, etwas zu tun

(Geburtszange an ihrem Kopf und ihr Widerstand gegen deren Einmischung). Die Situation endete meistens in einem Streit. Dann gab sie irgendwann dem Druck nach und führte die jeweilige Entscheidung (die Zange) aus (also wurde geboren). Die gleichen Muster wiederholte sie in ihrer Arbeit, indem sie immer auf die Ankunft ihres Chefs wartete, bevor sie Entscheidungen treffen konnte, was bei ihr einen starken Druck im Kopf verursachte (Zange) sowie Widerstand, begleitet von Gefühlen von Angst und Wut.

Eine vermeidende Rekapitulation (Typ E) des Komplexes aufgrund gewaltsamen Eindringens und Beherrscht Werdens äußert sich bei den Betroffenen insofern, als dass sie in einer extrem freizügigen Partnerschaft oder einer sehr toleranten Umgebung leben, in der nahezu keine Autorität oder Regeln zu finden sind (wie etwa bei manchen alternativen Gemeinschaften). Meine Interviews mit Menschen aus beiden Gemeinschaftstypen [alternative und traditionelle Gemeinschaften, Anm. d. Ü.] bestätigen diese Aussage in überwältigendem Maße.

■ Ich erinnere mich an ein Mitglied einer alternativen Gemeinschaft, dessen Ohr durch eine – wie er es nannte – „Geburtsverletzung" entstellt war. Er hatte jedoch keine Ahnung, wie dies bei der Geburt hätte geschehen können. Bei der Durchsicht seiner Krankengeschichte fanden wir heraus, dass er mittels Zange entbunden wurde, und dass drei verschiedene Platzierungen der Zange vorgenommen worden waren (die Position der Geburtszange wurde also bei dem Versuch, ihn aus dem Geburtskanal zu ziehen, dreimal gewechselt). Es war bezeichnend, dass jener Mann die Welt als einen kalten und harten Ort sah (auch die Geburtszange ist kalt und hart) und als einen „Ort, der dich packen und dich tief runterziehen kann" (was beschreibt, wie er aus dem Geburtskanal herausgezogen wurde). Er verabscheute „Heavy Metal" Musik (die Geburtszange ist ebenso aus schwerem Metall) und er hatte kein Vertrauen in die Welt, da sie „sich ständig ändert" (was sich auf die Platzierungen der Geburtszange bezieht) und „Chaos verursacht" (eine Situation, in der die Zange dreimal neu positioniert werden muss, ist wahrscheinlich sowohl für das Baby als auch für das medizinische Personal sehr chaotisch). Mit der Lösung seines Zangentraumas kam es zu spontanen und radikalen Veränderungen seiner Ansichten über die Welt wie auch seiner Einstellung hinsichtlich Aufdringlichkeit.

- Vermeidend (Typ E) rekapitulierte auch jener Mann, der in einer selbst errichten Festung, wie er es nannte, lebte. Sein Haus, das sich am Stadtrand befand, war innen wie außen mit Bewegungssensoren ausgestattet, mit versperrten Toren, einem professionellem Sicherungssystem, Gräben, Wachhunden und Waffen. Er war sein ganzes Leben über davon besessen gewesen, sich selbst zu schützen, konnte sich jedoch nicht erklären, warum. Im Zuge seiner Regressionen erlebte er spontan seine Zangengeburt und deren Begleiterscheinungen „Eindringung, Grenzverletzung und Manipulation" (seine Worte). Er hatte das Gefühl, dass die Zange ihn auf dem falschen Weg herauszog, seinen Hals verletzte, seinen Kopf zerquetschte und ihn nach der Geburt in Atemnot versetzte (die Krankengeschichte bestätigte sowohl die Verletzungen wie auch die Atemnot). Endlich konnte er zum ersten Mal in seinem Leben den Grund für seine Besessenheit verstehen und war von dem zwanghaften Bedürfnis, vermeidend zu rekapitulieren, befreit.

Was die konfrontative Rekapitulation des Komplexes aufgrund gewaltsamen Eindringens und Beherrscht Werdens (Kontrolldynamik) betrifft, so wird von den betreffenden Personen oft gesagt, sie hätten einen Autoritätskomplex oder wären stur, rebellisch, wütend oder unbändig. Menschen, die in einer „Gegenkultur" leben, welche Dinge, die von der allgemeinen Gesellschaft akzeptiert werden, bestreitet und in Frage stellt, zeigen eine konfrontative Rekapitulation. So auch jene, die das Thema Autorität in ihrem Alltagsleben hinterfragen bzw. bezweifeln.

- Ich erinnere mich an einen Freund, der mittels Geburtszange auf die Welt kam. Er fühlte sich in den Regressionen stark durch die Zange und den medizinischen Betrieb kontrolliert. In seinem Leben widersetzte er sich dem Thema Kontrolle auf jeder Ebene seiner Existenz mit seinem ganzen Wesen. Die Universität, die er besuchte, beabsichtigte, neue Regelungen bezüglich Musik und Lautstärke in der Studentenunion (einem Gebäude für Studenten) festzulegen, worauf er aufs Heftigste reagierte. Er mobilisierte Studenten, die Fakultät sowie Absolventen, um dagegen anzukämpfen, dass „die Universität versucht, unser Leben zu kontrollieren, zu bestimmen, wie wir unsere Freizeit verbringen und uns unserer freien Bewegungsmöglichkeit zu berauben." Mit diesen Worten beschrieb er klar und deutlich die Art von Kontrolle, welcher er durch die Geburtszange ausgesetzt war. Sein Konfrontationskurs erwies sich als erfolgreich, und sowohl die Wahl der Musik wie auch die Lautstärke wurden in Händen der Studentenschaft belassen. In diesem Fall kann gesagt werden, dass Widerstand – und das trifft bei konfrontativen Rekapitulationen zu – positive Veränderungen in Einrichtungen und Gesellschaft bewirken kann.

- Ein anderer Mann sponserte und gründete Programme zur „Überwachung der Nachbarschaft“ im städtischen Bereich, mit dem Hauptzweck, Einbrüche zu verhindern. Er kam zu mir aufgrund seiner Angstattacken und seiner sich wiederholenden Träume von Totenschädeln und Köpfen, die von leuchtenden Eisenstäben zerquetscht werden. Seine Geburt war ein Kaiserschnitt, bei dem auch die Geburtszange zum Einsatz kam. Er sagte, die Geburt sei „über mich hereingebrochen wie ein Blitz, und die Zange riss mich heraus.“

Autoritätskomplex

Die Geburtszange wird oft als diktatorisch, kalt, hart, kontrollierend, gefühllos und manipulativ erlebt, und per Zange geborene Menschen haben für gewöhnlich einen sogenannten Autoritätskomplex. Tatsächlich ist dieser wahrscheinlich der häufigste Komplex bei Menschen mit diesem Geburtserlebnis.

- John ist ein Beispiel für eine Person mit einem Autoritätskomplex, und zwar einem, den er direkt rekapitulierte. Er war ein vorbildlicher Angestellter und strebte immer danach, sein Bestes zu geben. Sein Vorgesetzter jedoch war ein sehr dogmatischer Mensch, und wenn er John gelegentlich etwas auftrug, dann tat er dies auf eine herrische, dogmatische Art und Weise. Daraufhin lächelte John und willigte ein, den Auftrag auszuführen, doch er hatte das Gefühl, dass sein Vorgesetzter „kalt, hart und ein ...loch“ war, und innerhalb von ein paar Minuten „vergaß“ er prompt den Auftrag. Seine Kollegen erinnerten ihn manchmal daran, oder es fiel ihm gerade noch in letzter Sekunde ein, doch aufgrund seiner „Verantwortungslosigkeit“ verlor er einige Jobs und wurde nicht befördert. Er war sich nur sehr dunkel seines Problems in Bezug auf Autorität bewusst, bis ähnliche Situationen immer öfter auftraten und er Hilfe aufsuchte. Die mächtige Dynamik hinter diesem Vergessen als Protesthaltung war seine Zangengeburt, und die Auflösung seines Traumas war für ihn hilfreicher als jede andere therapeutische Behandlung. John sagte: „Ich hätte das niemals geglaubt, aber diese Regressionen haben eingeschlagen. Ich habe andere Arten

> von Beratung probiert und habe dann das Problem verstanden, aber das hat mir nicht dabei geholfen, es zu ändern. Aber als ich spürte, wie wütend ich während der Regression meiner Zangengeburt war, wusste ich, welch ein Problem es für mich wirklich war. Und danach war es für mich nicht mehr so schlimm wie früher. Und ich wusste, dass es für ihn [den Vorgestzten, Anm. d. Ü.] genauso ein Problem war wie für mich."

An dieser Stelle muss erneut betont werden, dass jede Folgewirkung auf die verschiedenen Arten rekapituliert werden kann: Was den Autoritätskomplex betrifft ist es bei der direkten Rekapitulation so, dass sich die betreffende Person in ein Umfeld begibt, das autoritär ist bzw. sie Kontakt mit autoritären Menschen sucht und auf diese Weise ihr Zangentrauma wieder erlebt. Im Gegensatz dazu rekapitulieren andere Menschen vermeidend, indem sie selbst autoritär werden oder Personen bzw. Lebensumstände aufsuchen, die frei von Autorität und Kontrolle sind. Ein Beispiel für ersteres sind Menschen, die sich entscheiden, Offiziere beim Militär zu werden; ein Beispiel für letzteres sind jene, die in alternativen Gemeinschaften mit wenig Regeln und Bestimmungen leben. Personen, die vermeidend rekapitulieren (Eliminierungstyp), neigen zu einer Phobie gegenüber Kontrolle und Manipulation, wobei sie diese auch in Situationen wahrnehmen, in denen Kontrolle und Manipulation gar nicht existieren. Kommen jene Menschen dann schließlich doch mit diesen Aspekten in Kontakt, dann reagieren sie mit Rebellion, Verbitterung und Angst. Außerdem setzen die betreffenden Personen einen Großteil ihrer psychischen Energie dafür ein, Situationen zu vermeiden, die mit Kontrolle oder Manipulation in Zusammenhang stehen. Viele Freiheitskämpfer und Anti-Kriegs-Aktivisten der 1960er Jahre rekapitulierten konfrontativ, und viele Menschen, die auf der anderen Seite standen (also jene, die im Kriegsgeschehen die Führung inne hatten) rekapitulierten zweifelsohne vermeidend (Identifikationstyp).

Entwicklungsverzögerungen, neurologische Störungen, Lernschwächen

Druck auf das Baby während des Geburtsprozesses resultiert in Veränderungen der Strukturen im Schädelinneren, was zu Verletzungen im Schädelinneren und eventuell auch zu neurologischen Störungen führen kann. Im Falle eines schweren Geburtstraumas haben Menschen im Zuge ihrer Regressionen berichtet, dass ihre mentalen Funktionen eingeschränkt sind –

sie fühlen sich abgelenkt, nicht in der Lage, sich zu konzentrieren, verwirrt, und haben manchmal auch sensorische Schwierigkeiten, wie etwa eingeschränktes oder unscharfes Sehvermögen, Hörverlust, somatische Parästhesie (Sensibilitätsstörung) etc. Diese Verletzungsmuster können auch zu Störungen der Saug- und Schluckreflexe führen. In diesem Zusammenhang ist es wichtig, anzumerken, dass auf den Schädel einwirkender Druck zu einer relativ permanenten Knochenverschiebung führen können. Da die Schädelknochen in Verbindung mit den Hirnnerven stehen, kann jeder chronische Aufprall der Knochen auf die Nerven ziemlich rasch Entwicklungsverzögerungen und andere physische Störungen verursachen.

Grenzverletzungen

Eine weitere Folgewirkung der Zangengeburt sind Grenzverletzungskomplexe. Diese Komplexe wurden bereits im Kapitel Einleitungen sowie Anästhesie beschrieben. Bei Zangengeburten ist die Erfahrung des Übergriffs und des Eindringens jedoch noch stärker. Der Grund dafür ist womöglich der, dass Pitocin eine im Körper natürlich vorkommende, chemische Substanz stimuliert, während Geburtszange wie Saugglocke unnatürliche Instrumente sind und dem Körpersystem des Babys völlig fremd sind. Ein weiterer Unterschied ist der, dass sowohl Pitocin als auch Narkosemittel intern-invasiv sind und sich somit in Form von internen Rekapitulationen wie z. B. Krankheitsmustern und Drogenmissbrauch auswirken, während die Geburtszange extern-invasiv ist und daher auch Auswirkungen in Form von externen Symptomen wie etwa körperlichem Missbrauch und körperlicher Gewalt hat. Mittels Zange geborene Menschen haben häufig Schwierigkeiten mit physischen Grenzen und fühlen sich viel häufiger missbraucht bzw. werden häufiger missbraucht als Menschen, die dieses Geburtserlebnis nicht hatten.

Die stärksten traumatischen Gefühle im Zusammenhang mit Grenzverletzungen sind: Gestört, Überfallen, Vereinnahmt, Kontrolliert, Manipuliert, Entmachtet bzw. Gerettet zu werden. Alle diese Auswirkungen werden direkt, vermeidend, und/oder konfrontativ rekapituliert. Wenn Menschen diese Gefühle direkt rekapitulieren, so suchen sie unbewusst jene Personen auf bzw. führen Situationen herbei, dass sie dieselben Gefühle wieder erleben, um sich von ihnen durch Katharsis zu befreien.

- So erlebte eine junge, mittels Zange geborene Mutter, dass sie sich durch den Einsatz der Geburtszange während ihrer Geburt bedrängt bzw. gestört gefühlt hatte, und aus ihrem Erwachsenenleben berichtete sie: „Ich ziehe ständig Männer an, die aufdringlich und dominant sind. Weder mein Vater noch meine Brüder waren so, warum tue ich das dann?“ Sie entdeckte, dass sie solche Männer anzog, die so waren wie der Arzt bei ihrer Geburt (und den ihre Mutter vergötterte). Im Laufe ihrer Regressionen konnte sie sich von dem Schrecken des Überfallen Werdens und der Wut darüber, von dem Arzt und der Geburtszange dominiert und kontrolliert worden zu sein, befreien.
- In einem anderen Fall von vermeidender Rekapitulation ging eine Frau ständig mit sehr passiven Männern aus, wodurch sie ihr ursprünglich traumatisierendes Erlebnis des Überfallen Werdens vermeiden wollte. Sie war jedoch von der Persönlichkeit dieser Männer sehr gelangweilt. Auch sie verstand nicht, warum sie mit solchen Männern ausging (auch ihr Vater und ihre Brüder entsprachen nicht diesem Männerbild). Sie fand in ihren Regressionen heraus, dass sie bei ihrer Geburt von einer Gruppe von Ärzten regelrecht überfallen und herausgerissen wurde und sich aufgrund dessen „entschlossen“ hatte, so etwas nie wieder zuzulassen. Nach ihren Regressionen war es ihr möglich, Männer zu treffen, die durchsetzungsfähiger und mehr selbstbewusst waren, und konnte dies mit Ruhe und Klarheit zulassen.
- In einem ähnlichen Fall ging eine Frau mit einem Mann nach dem anderen aus und wurde von den Männern immer nach kurzer Zeit verlassen, da sie ihnen zu dominant war (dies entsprach jedoch überhaupt nicht ihrem Selbstbild, weshalb sie sehr schockiert war, dass diese Beschreibung für sie verwendet wurde). In ihren Regressionen entdeckte sie, dass sie sich mit der Energie und Dynamik ihrer Zangengeburt identifizierte und andere damit konfrontierte, um sich selbst zu schützen. Nach den Regressionen war es für sie einfach, sich aus dieser Energie zu befreien und kooperative Beziehungen einzugehen.
- In einem anderen Fall ging ein Mann mit sehr dominanten Frauen aus und wehrte sich mit Händen und Füßen gegen ihre Macht und Aggression, bis er völlig erschöpft war. Schließlich entdeckte er, dass er auf diese Weise konfrontativ rekapitulierte.

Rettungskomplexe und Inkompetenz-Syndrom

Wenn der Einsatz der Geburtszange aufgrund von Geburtskomplikationen notwendig wird, wie z. B. fetalem Stress, gestörtem Geburtsverlauf (Dystokie), Erschöpfung und/oder wenn das Vorwärtskommen des Babys im Geburtskanal mangelhaft ist (was in jedem genannten Fall bedeutet, dass das Baby traumatische Gefühle wie Steckenbleiben, Klaustrophobie, Angst, Schrecken, Ärger und/oder Wut spürt), also wenn sich das Baby selbst in einer Notlage und als hilfebedürftig erlebt, dann kommt es häufig vor, dass es sich durch den Einsatz der Geburtszange gerettet fühlt und Dankbarkeit dafür verspürt, gerettet worden zu sein. Dies kann sich im späteren Leben auf verschiedene Weise auswirken: von Dankbarkeit gegenüber Ärzten bis hin zu dem Wunsch, anderen Personen helfen zu wollen, sowie weiteren positiven Folgewirkungen. Dabei kommt es aber meistens auch weiterhin zu Rekapitulationen, die gelöst werden sollten, damit die positiven Auswirkungen auch ohne neurotisches Verhalten geschehen können. Zusätzlich können unbewusste Glaubenssätze wirken, die besagen, dass nichts erreicht werden kann, außer, man bekommt Hilfe von jemand anderem, oder dass man bei schwierigen Aufgaben der Rettung durch jemand anderen bedarf, damit man sie erledigen kann. Dies führt zu einem Muster, welches „Inkompetenz-Syndrom" genannt wird, was bedeutet, dass sich die betreffende Person unbewusst nicht kompetent genug fühlt, schwierige Aufgaben, Beziehungen, Kurse, Spiele, Darbietungen etc. alleine, ohne externe Unterstützung und Hilfeleistung, zu bewältigen.

Passivität

Es kann vorkommen, dass Personen, die mit Hilfe der Zange auf die Welt gekommen sind, passiv agieren, auch wenn dieses Verhalten nicht ihrem Selbstkonzept entspricht. Dies hat mit der Dynamik ihrer Geburt zu tun, also mit der Tatsache, dass just in dem Moment, als sie sich intensiv behaupteten, um demnächst geboren zu werden, als sie sich also fest vorwärts stießen, die Zange eingeführt wurde und sie herausgezogen wurden. In weiterer Folge bedeutet das, dass diese Selbstbehauptung, die sie zum Ausdruck brachten, in physischem Schmerz, Schrecken, Wut und Kontrollverlust endete. In ihrem späteren Leben begleitet sie nun die unbewusste Angst, dass dasselbe passieren würde, wenn sie sich Geltung verschaffen würden. In manchen Fällen wird Passivität durch Gefühle von Scham noch mehr erschwert – einer Haltung, die gegen sich selbst gerichtet ist und welche besagt, dass man wohl selbst inkompetent sein muss, da man nicht in der Lage war, aus eigener Kraft geboren zu werden (das mag wohl auch die unbewusste Haltung der Mütter sein, die sich unbewusst schämen oder sich als Versagerinnen fühlen, wenn die Geburtszange zum Einsatz kommt, und diese Gefühle an ihr Baby weitergeben).

Manipulation, Machiavellismus*

Wird die Geburtszange erst einmal eingesetzt, ist die Geburt von nun an voll und ganz in den Händen der Ärzte. Die Mütter haben keine Kontrolle mehr, die Babys haben keine Kontrolle mehr. Die Babys werden durch den Geburtskanal im wahrsten Sinne des Wortes manipuliert, und dieser manipulative Prozess wird zudem von Orientierungsverlust, physischen Schmerzen, Gefühlen des Schreckens etc. begleitet. Aus diesem Grund haben nahezu alle Babys, die auf diese Weise geboren werden, eine starke und unbewusste Einstellung gegenüber Manipulation. Wenn es bei den Rekapitulationen einer Person hauptsächlich um Identifikation geht, dann wird das Herausreißen, die Behandlung als Objekt und die Manipulation der Geburt auf andere übertragen, und die betreffende Person wird sich auch anderen gegenüber später so verhalten. Wenn es der defensiven Haltung der Person entspricht, vermeidend zu rekapitulieren, dann wird sie wahrscheinlich jene Situationen vermeiden, die mit Manipulation zu tun haben. Zusätzlich leidet die Person wahrscheinlich an einem Verlust an Macht, in der Angst, auf andere Macht auszuüben und diese dadurch „zu manipulieren". Bei der direkten Rekapitulation findet sich die betreffende Person wahrscheinlich in solchen Situationen wieder, in welchen sie erneut von externen Kräften manipuliert und überwältigt wird, nur um wieder ihre Geburtsgefühle wie Schrecken, Verbitterung etc. zu fühlen.

- Ich erinnere mich an eine Ehefrau, die von ihrem Mann physisch kontrolliert und missbraucht wurde. Sie konnte nicht verstehen, warum sie bei ihm blieb, bis sie ihre Geburt erforschte und ihre Zangengeburt wieder erlebte, die sehr manipulativ, physisch missbrauchend

* Laut Duden „Politische Lehre und Praxis, die der Machtpolitik dem Vorrang vor der Moral gibt" (Anm. d. Ü.).

und schmerzhaft war. Ihr wurde bewusst, dass sie in Situationen des Missbrauchs durch ihren Ehemann genau gleich fühlte wie während ihrer Geburt. Dann bemerkte sie, wie sie die Muster der Zangengeburt geradezu provozierte, d. h. wann immer sie und ihr Mann eine Meinungsverschiedenheit hatten, forderte sie ihn auf, dass er sie auf der Seite ihres Kopfes schlug, und demonstrierte dies, indem sie sich selbst schlug. Außerdem provozierte sie ihn, sie an den Haaren hin und her zu zerren, genauso wie ihr Kopf während der Geburt hin und her gezerrt wurde. Das Wiedererleben ihrer Geburt stoppte dieses Muster völlig, was ihrem Ehemann half, Hilfe gegen seine Gewalttätigkeit aufzusuchen und diese schließlich unter Kontrolle zu bekommen.

Interaktionen mit früheren Traumen und Ereignissen

Geburtseinleitungen und wehenfördernde Mittel gehen dem Einsatz von Instrumenten normalerweise voraus und arbeiten möglicherweise in Synergie miteinander. Sie erzeugen außerdem gemeinsame psychologische Themen, wie Einmischung, Unterbrechung und Grenzverletzung, und sie alle repräsentieren mächtige, externe Kräfte, die den Geburtsprozess steuern und kontrollieren. Weiters ist ihnen gemeinsam, dass sie starke körperliche Schmerzen erzeugen, und sie alle werden dazu eingesetzt, Babys zu unterstützen oder zu retten, wenn der Geburtsverlauf nicht so voranschreitet, wie es das medizinische Personal für gut befindet. Bestimmte pränatale Traumen neigen dazu, mehr mit Zangengeburten zu interagieren als andere, und bei Babys so eine noch stärkere Veranlagung zur Traumatisierung durch die Geburtszange zu schaffen. Wenn zum Beispiel die Zeugung eines Babys, das mit einer Zangengeburt auf die Welt kommt, mit erzwungenem Sex einhergeht, oder wenn irgendein Aspekt der Beziehung der Eltern während der Schwangerschaft mit Zwang, körperlichen Schmerzen, Manipulation oder Aggression in Zusammenhang steht, dann werden diese Faktoren bei der Geburt durch die Zange zur Wirkung gebracht und haben einen Einfluss darauf, wie die Geburt erlebt wird.

- Ein Mann wurde zum Beispiel gezeugt, indem seine Mutter seinen Vater manipulierte. Sie hatte seinem Vater erzählt, dass sie ein Verhütungsmittel verwenden würde, und stimmte außerdem einem Coitus Interruptus zu. Doch in Wahrheit verwendete sie kein Verhütungsmittel und wehrte sich auch gewaltsam gegen einen Coitus Interruptus, was zur Zeugung jenes Mannes führte. Während seiner Geburtsregressionen (die lange Zeit, bevor er über die Dynamiken seiner Zeugung Bescheid wusste, durchgeführt wurden) erlebte er das medizinische Personal (insbesondere die weiblichen Krankenschwestern) auf dieselbe Art, wie er seine Zeugung erlebt hatte, d. h. er hatte die Wahrnehmung, dass die Krankenschwestern seine Mutter sexuell manipulierten und die Geburtszange verwendeten, um sie (und ihn) zum Gehorchen zu zwingen.

- In einem anderen Fall verstärkte der Einsatz der Geburtszange eine pränatale Vorgeschichte von Gewalt und Aggression, mit tragischen Konsequenzen. Die Eltern dieser Klientin gingen miteinander auf sehr bewegte und gewalttätige Weise um. Sie wurde im Zuge einer Vergewaltigung (durch ihren biologischen Vater) gezeugt, während der Schwangerschaft praktizierten die Eltern sadomasochistischen Sex, und körperlicher wie psychischer Missbrauch waren häufige pränatale Ereignisse (nach der Geburt trennten sich die Eltern). Während der Geburt verstärkte und festigte die Geburtszange offensichtlich diese Dynamiken, und besagte Klientin geriet kurz nach der Geburt in einen Schockzustand. Daraufhin wurde sie wiederbelebt und für mehrere Wochen auf die Intensivstation verlegt. Als Erwachsene manifestierte sich bei ihr ein somatisches Syndrom, genannt Hypotonizität [Hypotonie = niedriger Blutdruck, Anm. d. Ü.] (insbesondere in der Gegenwart von Autoritätsfiguren), was ein häufiger Ausdruck von Zangenschock ist, sowie extreme Passivität und eine Faszination von Macht und Gewalt (direkte Rekapitulation). Als Erwachsene war sie zu Kulten hingezogen (eine direkte Rekapitulation der Machtdynamiken ihres pränatalen Lebens und der Geburt) und erlebte, wie sie zum Opfer wurde, zum einen von den Kulten, zum anderen von den Behörden, die diese Kulte zerschlugen. Im Zuge ihrer Regressionen nahm sie ihre Zangengeburt als sexuellen und körperlichen Missbrauch wahr (genauso, wie ihn ihre Eltern praktiziert hatten), wurde autoerotisch (wie es ihre Eltern gewesen waren) und bekam Anfälle (welche während der Regressionen auftraten und langsam abnahmen; die Anfälle waren vielmehr Ausdruck des Schreckens und der Wut als bloße neurologische Ereignisse). Durch die Regressionen konnte sie sich immer mehr von den Fesseln ihres Traumas befreien. Sie war schließlich in der Lage, intime Beziehungen einzugehen (zum ersten Mal in ihrem Leben) und ein, wie sie es nannte, „normopathisches Leben“ zu führen, was bedeutete, dass sie nicht mehr von sexuellen und wütenden Gedanken geplagt wurde und ein „normales neurotisches Leben führen konnte wie der Rest der Menschheit“.

Kaiserschnitt-Trauma

Kaiserschnittentbindungen sind die häufigsten chirurgischen Eingriffe in den Vereinigten Staaten, wo die Häufigkeit von 2–3 % (in den 1970er Jahren) auf 25 % in den 1990ern angestiegen ist (manche Krankenhäuser verzeichnen eine Rate von 50 %). Experten in diesem Bereich (Kohen 1983, 1991) weisen darauf hin, dass Kaiserschnittgeburten nicht etwa aufgrund von vermehrten Geburtskomplikationen angestiegen sind, sondern wegen

- der drastischen Zunahme an Gerichtsprozessen gegen Geburtshelfer bzw. Ärzte (juristische Fachleute behaupten, dass die Durchführung eines Kaiserschnitts den Arzt/die Ärztin absichern würde, da diese somit erklären können, „ihr Bestes gegeben zu haben, um das Baby zu retten“) und aufgrund
- der Überwachung von Babys mittels CTG (wodurch es zu unberechtigten und unbegründeten Aussagen über fetalen Stress und in weiterer Folge zu unnötigen Entbindungen per Kaiserschnitt kommt).

In Anbetracht des rapiden Anstiegs von Kaiserschnittentbindungen ist es klug, die möglichen Auswirkungen auf die gegenwärtige wie auch die zukünftigen Generationen von Kindern zu untersuchen. Es soll an dieser Stelle erwähnt werden, dass diese Auswirkungen nicht ohne das Wissen um die anderen Eingriffe, die einen Kaiserschnitt begleiten, bzw. nicht ohne die Kenntnisse über die Interaktion von Traumen vorausgesagt werden können. Es ist weiters notwendig, festzustellen, dass es zwei Arten von Kaiserschnittentbindungen gibt: geplante und ungeplante. Ungeplante Kaiserschnitte gehen meistens mit mehr Stress und einer größeren Traumatisierung einher, da sie meistens von (angenommenen oder tatsächlichen) Geburtskomplikationen sowie Stress, der durch die Komplikationen bzw. durch die veränderte Situation entsteht, begleitet werden.

Klinische Studien zeigen, dass Kaiserschnittentbindungen unerwünschte Folgewirkungen haben. Diese können sich in Form von unmittelbaren, symptomatischen Folgen zeigen, z. B. Aufwachen in der Nacht, langes und intensives Weinen, Trauma-Weinen (eine gewisse Art des Weines, die durch das Geburtstrauma ausgelöst wird), Probleme beim Füttern, Verdauungsprobleme, Kolik, taktile Abwehrhaltung sowie Beeinträchtigung der Bindungsfähigkeit. Zudem kann es zu symptomatischen Langzeitfolgen kommen, wie etwa Beeinträchtigung der Bindungsfähigkeit, chronischer Schock und Komplexes aufgrund gewaltsamen Eindringens und Beherrscht Werdens (sh. unten). Zu weiteren Langzeitfolgen zählen Rettungskomplexe, Minderwertigkeitskomplexe, Schuldkomplexe, schwaches Selbstwertgefühl, gestörtes Ausführen von Tätigkeiten, Grenzprobleme und andere gestörte Verhaltensmuster und Gefühle. Diese und weitere damit in Zusammenhang stehende Themen werden in einem Manuskript (Emerson 1996b) sowie in einem Videofilm (Emerson 1996g) behandelt.

Beeinträchtigung der Bindungsfähigkeit

Schwierigkeiten bei der Bindung von Babys, die durch einen Kaiserschnitt zur Welt gekommen sind, haben zwei Ursachen, und beide sind bereits beschrieben worden. Die erste Ursache ist das nicht anerkannte Trauma, die zweite die taktile Abwehrhaltung. Bei einer Kaiserschnittgeburt sind Berührungen oft kalt, sachlich, hastig und/oder schmerzhaft. Sie sind oft verbunden mit den Sorgen rund um die Operation, den Befürchtungen ob ihres Ausgangs, Sachlichkeit (Berührungen durch das medizinische Personal sind viel sachlicher und unpersönlicher als Berührungen von den Eltern) und/oder körperlichen Schmerzen (das Losgelöst werden aus dem Becken und das Herausheben aus dem Uterus wird von Erwachsenen in ihren Regressionen als schmerzhaft erlebt). Zeit und Dringlichkeit stehen an erster Stelle, und nur selten erfolgt eine Berührung in Achtsamkeit vor den Grenzen oder Gefühlen des Babys. Kaiserschnitt-Babys werden außerdem längeren postnatalen Untersuchungen unterzogen (da sie und ihre Mütter ja „chirurgische Patienten“ sind), welche häufig mit einem schmerzvollen Kontakt einhergehen (Spritzen und verschiedenen Tests). Daraus entsteht die taktile Abwehrhaltung, die folglich ein Teil des sogenannten „Schattens“ (des unbewussten Aspekts) von per Kaiserschnitt geborenen Menschen wird. Babys tragen diesen Schatten-Aspekt mit in ihre Bindungs-Phase, was bedauerliche Folgen hat, nämlich eine unzureichende Bindung, die Kindheit wie Erwachsenenalter beeinflusst. Kinder (wie Erwachsene) können mitunter von ihrem bewussten Verhalten her sehr liebevoll und teilnehmend sein, wobei sie in Wahrheit jedoch auf Berührungen mit Abwehr reagieren. Bei diesen Kindern kann sich dieses Verhalten so zeigen, indem sie sich auf subtile Art Berührungen und Umarmungen entziehen oder diese sichtbar abwehren.

- Ein Elternteil eines Kleinkindes beschrieb dessen Reaktion auf Berührungen folgendermaßen: „Immer, wenn sie aufgehoben wird, schnellt ihr ganzer Körper in die Höhe, sie rudert mit den Armen, Arme und Beide werden steif, und auch während wir sie halten, bleibt ihr Körper steif, zumindest eine gewisse Zeit lang."

Taktile Abwehrhaltung – vermeidende Rekapitulation (Typ E): Im Fall von physischen Schmerzen – ganz gleich, um welche Art von Intervention es geht – entsteht bei den betroffenen Personen eine starke Tendenz, vermeidend zu rekapitulieren (Typ E). Dies geschieht meist in Form von taktiler Abwehrhaltung. Manche Kinder gehen jeglichen Berührungen und Umarmungen aus dem Weg, während andere diese bis zu einem bestimmten Ausmaß zulassen, jedoch dabei Angst verspüren. Taktile Abwehrhaltung kann sich im Erwachsenenalter außerdem auf Intimität und Beziehungen auswirken, vor allem auf sexuellen oder sinnlichen Kontakt, da dieser die unbewussten Erinnerungen an die traumatische Berührung während des Kaiserschnitts aktiviert.

- So berichtete etwa ein Mann, dass seine Frau, die mittels Kaiserschnitt zur Welt gekommen war, es nie wirklich zugelassen hatte, dass er sie umarmte: „Ich halte sie, aber sie ist sehr steif und öffnet sich nicht mir gegenüber". Durch Körperarbeit erfuhr er schließlich, dass es bei ihr eine Schicht aus physischer Anspannung an der Oberfläche ihres Körpers gab, und zwar nur dann, wenn sie gehalten wurde. Er berichtete weiters: „Sie ist sehr zimperlich, wenn sie berührt oder umarmt wird. Ich muss ganz behutsam vorgehen. Und auch dann, wenn wir uns umarmen, fühle ich, dass sie nicht wirklich da ist, als ob es einen dünnen Schleier zwischen uns gäbe."

Manche Menschen rekapitulieren vermeidend in Form von Typ I, wobei sie selbst zu Schmerz-Verursachern werden und anderen physische Schmerzen zufügen. Ich habe eine Reihe von Athleten (wie z. B. Fußballspieler, die es lieben, anderen Schmerzen zu bereiten) und andere Personen mit sadistischen, sexuellen Störungen behandelt, deren sadistisches Verhaltensmuster eindeutig mit ihren Erfahrungen während ihrer Kaiserschnitt-Geburt in Zusammenhang stand. Des Weiteren ist es möglich, diese taktilen Erfahrungen, die im Zuge eines Kaiserschnitts gemacht werden, direkt zu rekapitulieren, d. h. die betroffenen Personen erzeugen erneut das körperliche

Eindringen und den Schmerz, der mit ihrer Geburt in Verbindung steht. Viele (selbstverschuldete) Sportverletzungen und masochistische Formen der Sexualität sind eine direkte Rekapitulation des Schmerzes, der während des Kaiserschnitts erlebt wurde. Während Kaiserschnitt-Geburten also eine taktile Abwehrhaltung und eine ungenügende Bindung fördern, begünstigen sie gleichzeitig auch das Gegenteil, also das Bedürfnis, berührt zu werden und eine tiefe Bindung mit dem Gegenüber einzugehen. Jedes Baby muss berührt und gehalten werden, aber durch die taktile Abwehrhaltung wird dieser Kontakt vermieden, und das Bedürfnis, berührt zu werden, bleibt solange unerfüllt, bis die Traumen gelöst werden.

Kaiserschnitt-Schock

Wie bereits erwähnt hat Schock in großem Maße mit plötzlichen, unerwarteten und beängstigenden Erfahrungen des Eindringens oder der Veränderung zu tun, insbesondere dann, wenn mit dem Ereignis Kontrollverlust mit einhergeht. Jüngste Forschungsergebnisse (z. B. Castellino 1996) zeigen, dass die durchschnittliche Dauer einer Kaiserschnitt-Geburt, von dem Zeitpunkt, an dem der Operationsvorgang beendet ist, bis zu dem Zeitpunkt, an dem das Baby vollständig geboren ist, weniger als eine Minute beträgt. Das bedeutet für das Baby einen zu schnellen Übergang, vor dem es weder gewarnt noch auf ihn vorbereitet wurde. Allerdings entsteht Schock nicht nur durch die Schnelligkeit des Übergangs. Während eines Kaiserschnitts wird der persönliche Raum des Babys (also die Gebärmutter) vom medizinischen Personal völlig überfallen, und sein Körper wird von drängenden und mächtigen Händen gepackt (die Haut der Babys ist schmierig, daher müssen sie fest gehalten werden, wenn sie so rasch herausgehoben werden), während es in Wirklichkeit liebende und willkommen heißende Hände brauchen würde. Das Baby wird schnell aus dem Becken herausgeholt (oft mit Gewalt), gedreht, und aus der Gebärmutter herausgehoben. Das Resultat ist psychischer Schock. Dieser manifestiert sich in Form von Schrecken und Angst als Reaktion der Betroffenen. Eltern, deren Kinder mit Kaiserschnitt auf die Welt gekommen sind, erzählen mir immer wieder, dass ihre Babys oft erschrecken, wenn sie sich plötzlich oder unerwartet bewegen (oder bewegt werden), oder wenn sie ein plötzliches oder unerwartet auftretendes Geräusch oder Veränderungen wahrnehmen. Des Weiteren kann Schock taktile Abwehrhaltung zur Folge haben, und Eltern berichten häufig davon, dass ihre Babys zu Beginn jeder Berührung steif werden bzw.

sich zusammenziehen. Eine weitere Auswirkung von Schock sind niedrige Apgar-Werte, die sich nur langsam an die normalen Werte anpassen, was oftmals drei bis zehn Minuten dauern kann. Wie weiter oben besprochen zeigt sich Schock auch in unzureichender Bindung und macht es dem Baby um ein Vielfaches schwerer, sich an seine neuen Lebensumstände zu adaptieren.

Wenn Schock rekapituliert wird, so äußert sich das auf neurophysiologischer Ebene in Form von erhöhten Werten der Stresshormone (insbesondere DHEA, Adrenalin und weiterer Corticosteroide), und diese Stresshormone sind ident mit jenen der rekapitulierten Ereignisse.

- So geschah es im Fall einer direkten Rekapitulation (weiter oben beschrieben), dass eine Frau, die eine leitende Position inne hatte, ihre Kaiserschnitt-Geburt direkt rekapitulierte, indem sie unbewusst ihren Chef dahingehend manipulierte (sie ließ ständig wichtige Details in kurzfristig zu erstellenden Berichten aus), plötzlich ihr Büro zu betreten und sie in das Beratungszimmer zu bitten, wo sie ihre Auslassungen für den Vorstand richtig stellen konnte. Wenn ihr Chef in ihr Büro kam, geriet sie in einen Schockzustand (welchen wir durch medizinische Tests bestätigten) und erlebte in weiterer Folge viele Aspekte ihres Kaiserschnitt-Traumas (in einem gemäßigten und bestimmten Rahmen, mit zahlreichen Symptomen wie Schwindel, Ohrgeräusche, Angst und Traurigkeit).

Schock kann sich so ereignen, wie gerade beschrieben (d. h. er begleitet das Trauma und ist integraler Bestandteil des Traumas, aus dem er entspringt), oder er kann in Situationen aktiviert werden, welche den traumatisierenden Ereignissen symbolisch oder tatsächlich ähnlich sind.

- Die soeben erwähnte Geschäftsfrau z. B. geriet oft in Schock, wenn sie im Lift fuhr, vor allem dann, wenn Menschen plötzlich einstiegen (der Lift stand symbolisch für den Uterus, und die Fahrgäste symbolisierten die Ärzte, die mit ihren Händen in die Gebärmutter griffen und das Baby herauszogen).

In der Tat ist es so, dass Kaiserschnitt-Schock häufig dann ausgelöst wird, wenn andere versuchen, die betroffene Person zu erreichen.

- Eine Klientin geriet beispielsweise immer dann in Schock, wann immer ihr Mann sich auf irgendeine intensive Art und Weise ihr nähern wollte (diese Art der Annäherung löste jene, die sie während des Kaiserschnitts erlebte, aus). Eine andere Klientin erlebte immer dann einen Schockzustand, wenn sie das Gefühl hatte, aufgehoben zu werden (was dem Herausheben aus dem Uterus entsprach).

Alle soeben genannten Fälle sind Beispiele direkter Rekapitulation.

Schock kann auch vermeidend rekapituliert werden. In diesem Fall finden zwei völlig unterschiedliche Prozesse statt: Zum einen ist die unbewusste Wahrnehmung der betroffenen Personen wachsam darauf ausgerichtet, jegliche Situationen zu vermeiden, die ein Kaiserschnitt-Trauma wieder aktivieren könnten, und zum anderen ist das parasympathische Nervensystem voll aktiv, um auf komplizierte Weise den Schock auszugleichen, der möglicherweise ausgelöst werden könnte (hohe Wachsamkeit aktiviert den Schockzustand, wenn auch in einem niedrigen Ausmaß). Dies führt zu dem sogenannten parasympathischen Schocksyndrom. Geht es dabei um eine vermeidende Rekapitulation des Typus I, so weisen die jeweiligen Personen ein schockierendes Verhalten auf, da sie versuchen, in anderen Schock zu erzeugen und somit den Schockprozess bei sich selbst vermeiden.

- Der Fall des Militäroffiziers, den ich weiter oben erwähnt habe, ist ein gutes Beispiel dafür. Im Grunde schockierte er seine Untergeordneten durch die Verwendung von Schimpfwörtern, und – da er in einer Machtposition war – hatte er keine Gegenreaktion zu befürchten.

Wenn Schock konfrontativ rekapituliert wird, neigen die betroffenen Personen dazu, Beziehungen mit solchen Menschen einzugehen, die sich in einem Schockzustand befinden, und in weiterer Folge dem Schock der anderen Personen auf unterschiedlichste Art und Weise zu begegnen. So versuchen sie vielleicht, den Schock zu verändern (z. B. indem sie Techniken zur Stressreduktion unterrichten), den Schock zu benützen (z. B. weisen Manager ihre Mitarbeiter häufig an, Schock zu verwenden, um Wettbewerbsfähigkeit zu fördern), den Schock mit kognitiver Therapie zu korrigieren (d. h. ihn mit positiven Affirmationen zu überlagern) usw.

Direkte Rekapitulation des Kaiserschnitt-Schocks:

- Ein Künstler kam einmal zu einem Regressionsseminar, weil er verstehen wollte, warum er während des Malens Angst bekam. Er berichtete, dass er in den frühen Morgenstunden, seiner Lieblingszeit, immer mit dem Malen aufhören musste, da er unruhig und ängstlich wurde, sich nicht konzentrieren konnte, und nicht verstehen konnte, warum das so war. Er wurde an einen Arzt überwiesen, der nach der Durchführung einiger neurophysiologischer Tests befand, dass der Künstler „Schock erlebte", während er in seinem Malatelier war, wobei er insbesondere einen außergewöhnlichen Anstieg der Corticosteroid- und Adrenalinwerte sowie einige häufige Anzeichen von Schock aufwies (kalte Extremitäten, bleiche Haut, Übelkeit, Orientierungslosigkeit, und ein gewisses Maß an Gedächtnisverlust). Als er mit der Regressionstherapie begann, wurde er dazu eingeladen, zu einer Situation in seinem Leben zu regredieren, die ihm helfen würde, seine Ängste zu verstehen und zu lösen. Es regredierte zu seiner Kaiserschnitt-Geburt. Er befand sich in den frühen Morgenstunden im Uterus, und es passierte absolut nichts. „Es war still und leise, nur ein Brummen des Motors vom Auto", sagte er. Innerhalb der nächsten Stunde befand sich seine Mutter auf einem Operationstisch und, in seinen Worten, „die Stille meines Moments, meiner Geburt, wurde durch das Klingeln und die hinterlistigen Stimmen der Menschheit, durch den stechenden Schock des Tageslichts und die heimtückischen Verletzungen meines Körpers und meiner Seele zerbrochen." Er entdeckte, dass die Zeit, während der er malte, ein Wiedererleben der Zeit in der Gebärmutter war, vor der Geburt, in der er sich „eins gefühlt hatte mit der Schwingung des Universums selbst, mit den kreativen Saiten des Allmächtigen." Nach der Katharsis seiner Geburtserlebnisse und der Behandlung des Kaiserschnitt-Schocks lösten sich seine Ängste auf und er war in der Lage, während der ausgewählten frühen Morgenstunden ohne „hinterhältige Angst und Schock" zu malen.

Komplexe aufgrund von Unterbrechung, gewaltsamen Eindringens und Beherrschtwerdens

Während einer Kaiserschnittgeburt erleben Babys oft alle Merkmale des Komplexes aufgrund von Unterbrechung, gewaltsamen Eindringens und Beherrscht Werdens , wie oben beschrieben. Dies geschieht als Reaktion auf das plötzliche Erscheinen von Händen, Geburtszange, kalter Luft und physischen Manipulationen. Bei einem Kaiserschnitt muss das Baby aus dem Bauch der Mutter geholt werden, gedreht, herausgehoben, abgesaugt, untersucht und einigen Tests unterzogen werden (all das während einer kurzen Zeitspanne). Es ist nicht ungewöhnlich, dass Menschen mit diesem Geburtserlebnis drei oder mehrere der angeführten Merkmale erleben.

Direkte Rekapitulation von Unterbrechung und gewaltsamen Eindringens:

- Ein Mann mittleren Alters kam zu mir in die Behandlung, weil er wollte, dass seine Frau aufhörte, ständig in seine Belange einzugreifen. Bei genauerer Erörterung stellten wir fest, dass wann auch immer seine Frau ihm bei der Buchhaltung zu helfen versuchte – ganz gleich, wie höflich oder behutsam sie auf ihn zukam – er beleidigt und manchmal wütend wurde und behauptete, dass sie ihn stören würde und ihn beim Vorankommen behindern würde (bei seiner Kaiserschnittgeburt wurde gegen Ende hin die Geburtszange eingesetzt, und er fühlte es so, dass diese ihn daran gehindert hatte, „seine Arbeit zu tun"). Einen anderen Aspekt seiner Geburt rekapitulierte er am Arbeitsplatz. Immer dann, wenn sein Chef ins Büro kam, wurde er hoch nervös, bekam Platzangst und hatte das Gefühl, dass er überfallen wurde und dass es keinen Ort gab, an dem er „sich verstecken konnte". Dies ist eine häufige Erfahrung von Menschen, die per Kaiserschnitt auf die Welt gekommen sind, und eine passende Metapher dafür, was während einer Kaiserschnittgeburt passiert, nämlich dass das Baby überfallen wird, nirgendwo hin kann (Klaustrophobie) und sich nirgends verstecken kann. Dieser Mann war von dem, was sich durch seine Regressionen zeigte, sehr überrascht, da er davor nicht gewusst hatte, dass er per Kaiserschnitt auf die Welt gekommen war und sich auch nicht vorstellen hatte können, dass er sich an solche lang zurückliegenden Ereignisse erinnern könnte.

Rekapitulationen von Störungen (Unterbrechungssyndrom):

Wenn Kinder, die mittels Kaiserschnitt geboren wurden, mithilfe von Regressionen zu ihrer Geburt regredieren, berichten nahezu alle davon, dass sie sich durch die Vorgänge im Zuge des Kaiserschnittes gestört oder unterbrochen fühlen. Dies resultiert im sogenannten Unterbrechungssyndrom. Das Unterbrechungssyndrom kann auf alle unterschiedlichen Arten rekapituliert werden, mit Ausnahme der konfrontativen Rekapitulation. Bei einer direkten Rekapitulation reagieren die Kinder sehr empfindlich, wenn sie Unterbrechungen wahrnehmen bzw. vermuten, auch dann, wenn diese Unterbrechungen gar nicht existieren. In anderen Fällen sind sie Experten darin, solche Situationen zu wählen, die Unterbrechungen miteinschließen, oder Situationen herbeizuführen, dass es schließlich zu Unterbrechungen kommt. Bei all diesen Szenarien kommen die Kinder wieder in Berührung mit ihren Geburtsgefühlen. Vermeidende Rekapitulation (Typ E sowie I) ist in diesem Fall besonders beunruhigend, da die Kinder bestimmte Tätigkeiten vermeiden oder stoppen, da sie (unbewusst) fürchten, dass sie unterbrochen werden würden (und in der Tat ist es so, dass sie dem Ausführen dieser Tätigkeiten entgehen, indem sie sich selbst unterbrechen).

- So hatte ein Junge zum Beispiel die „Angewohnheit", seine Mathematikaufgabe nach etwa einem Drittel zu beenden und sich zu weigern, weiter zu machen. Es war kein Zufall, dass während des ersten Drittels seiner Geburt ein Kaiserschnitt eingeleitet worden war. Der Junge hasste Unterbrechungen und hörte mit seinen Aktivitäten auf, um nur keine Unterbrechung zu erleben.
- Ein anderes Kind, das konfrontativ rekapitulierte, provozierte Unterbrechungen aller Art. So führte das Mädchen in der Klasse regelmäßig Protokoll über jene Kinder, welche die anderen während des Unterrichts störten, engagierte sich dafür, dass die Sprechanlage von der Schule entfernt wurde, da sie ständig während des Unterrichts losging und so den Unterricht störte, und setzte sich dafür ein, dass jedes Klassenzimmer mit Computer und E-Mail-Zugang ausgestattet wurde (da E-Mails nicht den Unterricht störten).

Vermeidende Rekapitulation (Typ E) von Übergriff/Eindringen:

- Ich erinnere mich an ein anderes Kind, das seine Kaiserschnittgeburt vermeidend rekapitulierte (Typ E). Wie es bei diesen Geburten immer der Fall ist, wurde auch dieser Junge von jemandem auf die Welt gebracht, der über ihm stand, nach unten griff und ihn herauszog. In der Schule konnte es der Junge nicht ertragen, wenn seine Lehrerin vor ihm stand. Er hatte das Gefühl, dass sie jeden Moment in seinen Bereich eindringen würde. Dies führte bei dem Jungen zu ernsthaften Lernproblemen, da er durch die Symbolkraft der aufrechten Position seiner Lehrerin sowie durch seine unbewussten Gefühle, die diese Position in ihm erzeugte, stark abgelenkt war. Er wiederholte immer wieder, dass er einfach nur das Klassenzimmer verlassen wollte, dass er es darin einfach nicht aushielt. Da sich seine Eltern keine Behandlung leisten konnten, wurde eine praktikable Lösung gefunden: Während des Unterrichts trug er eine Kappe (damit sein Kopf davor geschützt wurde, gepackt zu werden), und sein Tisch wie auch sein Sessel wurden seitlich im Raum auf ein Podest gestellt, sodass er sich höher oben befand. Zusätzlich bat er, dass sich die Lehrerin öfter setzen solle, während sie unterrichtete, woraufhin sie zustimmte. Somit ermöglichte sie dem Jungen, dass er nun eine Erfahrung machen konnte, bei der er erfolgreich war, im Gegensatz zu der ursprünglichen Kaiserschnitterfahrung (insbesondere die Aspekte des Eindringens), die ihn traumatisiert hatte. In weiterer Folge verbesserte sich sein Lernvermögen, und er hatte für den Rest des Schuljahres weniger Probleme in der Schule.

Konfrontative Rekapitulation von Beherrschtwerden:

- Ein Beispiel einer konfrontativen Rekapitulation ereignete sich an einer katholischen Schule, die für ihren fundamentalen, religiösen Ansatz, ihre Strenge hinsichtlich Regeln und ihren hohen akademischen Standard berühmt war. Ein Schüler, der etwa 16 Jahre alt war, wurde aufgrund seines rebellischen Verhaltens sowie seiner Probleme, sich unterzuordnen und seines Einflusses auf andere Schüler (die Schule berichtete, dass er versuchte, Ungehorsamkeit unter der Schülerschaft zu bilden) zur Behandlung überwiesen. Wir nahmen seine Geburtsgeschichte auf und stellten fest, dass er mittels Kaiserschnitt unter Vollnarkose (was sehr ungewöhnlich war, aber aufgrund der medizinischen Notsituation notwendig gewesen war, da seine Mutter bei der Geburt beinahe gestorben wäre) auf die Welt gekommen war. Außerdem wurde er während der Geburt versehentlich durch ein Operationsmesser verletzt, wurde mit Geburtszange herausgeholt und nach der Geburt für mehrere Wochen von seiner Mutter getrennt, bis diese sich wieder erholt hatte (der Vater war überhaupt nicht präsent). Was die Symptome betraf, die er aufwies, so war bekannt, dass er ein Springmesser besaß und bereits mehrmals von der Schule verwiesen wurde, weil er es mit in die Schule genommen hatte. Es war auch bekannt, dass er andere mit seinem Messer bedroht hatte (um „jeden zu verletzen, der versucht, mir zu sagen, was ich tun soll"). Dieses Verhalten stellt eine vermeidende Rekapitulation des Typs I dar, wobei der Schüler die Rolle des Chirurgen einnahm. Trotz seiner Drohungen und seines ruppigen Auftretens war er eigentlich ein „netter Junge", der bei seinen Schulkollegen beliebt war und niemals Gewalt angewendet hatte. Laut seiner eigenen Aussagen (und derer anderer) bezog er zwar Stellung, tat dies jedoch nie mit Gewalt. Er gab zu, eine Faszination für Messer aller Arten zu haben und zu Hause eine Messersammlung zu besitzen (5–10 % der per Kaiserschnitt geborenen Menschen sind entweder von scharfen Gegenständen fasziniert oder hegen dagegen große

Abscheu, bzw. träumen sie wiederholt von Messern oder scharfen Gegenständen). Außerdem hielt er wöchentliche Monologe am „Rap Podium“, die stets gut besucht waren. Im Folgenden werden einige Ausschnitte von einigen seiner Monologe angeführt, um seine konfrontative Rekapitulation zu veranschaulichen. Diese Ausschnitte können viel besser verstanden werden, wenn sie als Metapher für den Ablauf des Kaiserschnitts betrachtet werden. Generell ging es bei seinen Botschaften darum, dass die Leitung der High School sowie einige Lehrer den Schülern sagen würden, was sie zu tun hätten, und versuchen würden, sich in ihr Leben mit Regeln, religiösen Überzeugungen und Dogmen (dies steht symbolisch für den Kaiserschnitt) einzumischen und es zu kontrollieren. Er sagte: „... sie machen einen Schnitt in unser Leben (die Schnitte im Zuge der Operation), sie (die Anästhetika sowie die Zangengeburt) übernehmen die Kontrolle über unseren Körper, unseren Verstand, und lassen nichts zurück außer entmutigtes Fleisch und Blut ... und dann inspizieren sie uns wie Nagetiere (medizinische Tests nach der Geburt), zerpflücken unsere Menschlichkeit wie Fliegen einen Kadaver ... sie wollen uns aus unserem eigenen Zuhause, in dem wir wohnen, schnappen (die Trennung nach der Geburt), und uns von dem Territorium, das uns heilig ist, weg bringen, in Fabriken (Untersuchungsräume auf der Pädiatrie), wo sie uns dann inspizieren, und von uns erwarten, etwas zu leisten, uns mit ihren Instrumenten der Weissagung zu testen, bis wir uns winden und sie anflehen, uns freizulassen aus dieser, wie sie es nennen, Erziehung und Menschlichkeit ... wir müssen uns gegen diese bösen Mächte auflehnen, diese Imperialisten unseres Verstandes, die nur ihren Gewinn suchen, die nur die verdammte Kontrolle suchen und verstehen ... sie möchten uns beherrschen, Mann, dass wir ihnen völlig gehorchen, und sie wollen uns wie Pappmaschee verbiegen und mit ihren Mikroskopen, ihren Folterinstrumenten (pädiatrische Untersuchungen nach der Geburt) inspizieren.“ Überraschenderweise stimmte der junge Mann der Behandlung in Form von Regressionen zu und war erstaunt, dass ein Großteil seines Verhaltens auf seine Geburt zurück zu führen war. Er ließ sich tief und leidenschaftlich in seine Geburtsgefühle sinken, wodurch er seine – wie er es nannte – „aggressive Schärfe“ verlor. Es war ihm nun eher möglich, zu verstehen, dass die Schulleiter nur das Beste im Sinn hatten und lediglich ihre Arbeit taten, und er war in der Lage, mit Eltern und Lehrern zusammenzuarbeiten und über die Veränderungen, die er und die Schülerschaft wünschten, zu verhandeln. Anders ausgedrückt wurde er nun ein Führer anstatt eines Rebellen.

Andere geburtshilfliche Traumen

Blasensprengung (Amniotomie)

Um die Dynamiken eines Traumas durch Blasensprengung zu verstehen, ist es notwendig, sich zuerst über bestimmte Tatsachen klar zu werden. Erstens erlebt das Baby die Fruchtblase als Teil von ihm selbst, was auch durchaus logisch ist. Während der gesamten pränatalen Zeit „atmet" es das Fruchtwasser und stößt Abfall ins Fruchtwasser aus. Das Fruchtwasser wird durch das Einströmen von frischem Fruchtwasser ständig gereinigt und erneuert. In jedem Sinne des Wortes ist es sein Fruchtwasser – ein organischer Teil seines Körpers, und das Baby steht mit dem Fruchtwasser in einer permanenten Beziehung. Es gleitet darin, turnt darin, atmet darin, spielt darin, schläft darin usw. Wenn es während der Geburt durch die Anstrengungen des Babys zu einem Verlust von Fruchtwasser kommt, und dieser Verlust stufenweise erfolgt, so hat dies eine geringe oder gar keine Traumatisierung zur Folge, da ein allmählicher Verlust von Fruchtwasser für den Geburtsprozess förderlich ist. In diesem Fall verbleibt eine ausreichende Menge an Fruchtwasser bestehen, um den Kopf des Babys und seine Nabelschnur während des Geburtsprozesses vor Verletzungen zu schützen, und zwar so lange, bis die Fruchtblase nicht mehr gebraucht wird. Wenn die Fruchtblase jedoch durch einen medizinischen Eingriff gesprengt wird, so passieren mehrere Dinge gleichzeitig. Zuallererst kommt es zu einem plötzlichen Gefühl eines symbolischen Verlustes, da das Baby einen essentiellen Aspekt seines Selbst verliert, wie oben beschrieben. Zweitens verliert das Baby den Schutz durch das Fruchtwasser. Das ist eine physische Tatsache, die von den betroffenen Personen in den Regressionen direkt wiedererlebt wird. Ein plötzlicher Verlust des gesamten Fruchtwassers, wie es im Fall einer Blasensprengung passiert, ist für die Psyche des Babys ungesund. Die Daten, die dieser Behauptung zugrunde liegen, stammen von tausenden Stunden von Geburtsregressionen mit Erwachsenen, Kindern und Babys. Ohne das Fruchtwasser kommt der Kopf in direkten Kontakt mit dem Becken der Mutter – es trifft Knochen auf

Knochen. Dies bereitet dem Baby körperliche Schmerzen, und aus diesem Grunde psychische Schmerzen. Außerdem kommt es zu einem verstärkten Zusammendrücken der Schädelknochen und einer verstärkten Verformung, was wiederum zur Folge hat, dass die Schädelknochen in Kontakt mit den Gehirnnerven kommen (welche in Verbindung mit anderen Nerven stehen). Dies kann zu einer neurologischen Leistungsschwäche führen, was sich in Symptomen wie Koliken, Verdauungsstörungen, einer schwächeren Wahrnehmung, Weinen, Probleme beim Füttern und weiteren Symptomen äußert. Zusätzlich besteht durch die Blasensprengung das Risiko einer Traumatisierung durch Sauerstoffverlust (Hypoxie). Mit Fruchtwasser in der Fruchtblase wird die Nabelschnur aufgrund des Wasser-Polsters nicht allzu stark zwischen den Knochen zusammengedrückt. Ohne das Fruchtwasser wird die Nabelschnur zwischen den Knochen oder zwischen Knochen und Gewebe ohne Polsterung eingequetscht. Im letzteren Fall kann es eher zu einem Verlust von Sauerstoff kommen, da die Nabelschnur völlig zusammengedrückt werden kann, sodass nur wenig oder gar kein Sauerstoff durch die Nabelschnur gelangt. Betroffene Personen berichten in den Regressionen, dass dann, wenn sie ihr Fruchtwasser verlieren, ihre Nabelschnur zwischen ihren eigenen Schädelknochen oder Knochen des Rumpfes und den Beckenknochen ihrer Mutter eingeklemmt wird. Daraufhin verlieren sie Sauerstoff und es ist ihnen „nicht mehr möglich, zu atmen“. Manche Menschen sterben beinahe. Mehrere Klienten haben Unterschiede in ihrer Sauerstoffversorgung durch die Nabelschnur erlebt (und waren in der Lage, dies zu artikulieren), je nachdem, ob es noch ausreichend Fruchtwasser gab, oder nicht.

- Eine Person berichtete: „Sie haben meine Blase gesprengt, und ich habe meine Luft verloren. Ich habe mich gefühlt, als hätten sie meinen Anschluss getrennt, mich zum Sauerstoff-Hungertod verurteilt. Kein Wunder, dass ich mein ganzes Leben lang Angst davor hatte, unter Wasser zu sein.“

Nabeltraumen (Durchschneiden der Nabelschnur)

Die Nabelschnur ist das Vehikel, durch welches das ungeborene Baby mit Nahrung und Liebe versorgt wird. Ohne Narkosemittel (oder anderen toxischen Einflüssen) bleibt diese Funktion der Nabelschnur erhalten (und dies auch auf einer subtilen Ebene, wenn die Nabelschnur nicht frühzeitig durchtrennt wird, und wenn der Vorgang des Durchtrennens in dem Bewusstsein über dessen symbolische Bedeutung erfolgt). Wenn alles, was durch die Nabelschnur transportiert wird, gut ist, einschließlich der Nahrung und der Gefühle der Mutter, dann bleibt die Funktion der Nabelschnur als Vehikel erhalten. Wenn dies jedoch nicht der Fall ist, wenn also Nahrung oder Gefühle der Mutter „schlecht" sind, wenn die Nabelschnur zu früh und ohne das notwendige Bewusstsein durchtrennt wird, dann wird die Nabelschnur zu einer Grenze und einem Schlachtfeld, auf dem es um das Überleben geht. In diesem Fall sind Kinder anfällig für Symptome des Nabeltraumas. Der Begriff Nabeltrauma stammt von mir. Er geht auf die Untersuchungsergebnisse von Frank Lake zurück, welche bewiesen, dass ungeborene Babys, deren Mütter Kriegstraumen erlebt hatten (z. B. Bombardierungen, Ermordungen vor ihren Augen etc.), später in ihrer Kindheit ein Syndrom aufwiesen, das sich Mutteraffekt oder Nabelaffekt nennt. Dieses Syndrom äußerte sich in Form von einer pulsierenden Energie am Nabel (welche sich während der Beschreibung der Kriegstraumen beim Klienten veränderte), körperlichen Symptomen wie Magenschmerzen, Bauchschmerzen, und ungenauen hypochondrischen Beschwerden, akuten Ängsten ähnlich jener, die bei Kriegstraumen erlebt werden, und einer anhaltenden, extremen Wachsamkeit hinsichtlich unerwarteter Gefahren. Ich entdeckte ähnliche Syndrome bezüglich Narkosetraumen, mit der Ausnahme, dass zusätzlich zu Bauschmerzen generalisierte Fälle (im Leben der Betroffenen) von Anästhesie(-betäubung) im Körper auftraten, entsprechend der Art und Häufigkeit der Narkose, die verabreicht worden war. In manchen Fällen berichteten Betroffene, dass sie sich meistens „nicht in Kontakt" mit ihrem Körper fühlten, was sie frustrierte. Im Folgenden soll dies anhand eines Beispiels illustriert werden.

- Ein Klient hatte einen immer wiederkehrenden Traum, in dem sich ein gruseliger, bedrohlicher Baum in eine Spinne verwandelt, aus deren Maul ein langer Schlauch entspringt. Eine grell-rote, faulige Flüssigkeit fließt aus dem Maul in den Schlauch, der plötzlich (abwechselnd) in das Herz und den Bauch des Mannes gestoßen wird. Er erwacht mit Schrecken und schwitzend und sagt: „Miststück." Er konnte sich nicht erklären, was dieser Traum zu bedeuten hatte. Während seiner Regressionstherapie war er in der Lage, den Traum noch weiter zu führen. Aus der Spinne wurde seine Tante (mütterlicherseits), der er nie traute („Sie sieht aus wie meine Mutter", sagte er). Er hörte ein Trommeln wie das eines Herzens, das wild schlug, und die Tante schob eine lange Nadel in den Bauch seiner Mutter, und Rot fließt in den ganzen Körper seiner Mutter. Er fühlt großen Schrecken, verliert die Kontrolle über seine Sinne und seinen Körper und fällt in einen ohnmächtigen Schlaf. Er fantasiert davon, sich durch einen Baum pressen zu wollen, um dem Monster zu entkommen, bevor er herausfindet, dass „das Rot" in ihn hinein dringt und er keine Kraft mehr hat, zu pressen. In der Tat war es so, dass seine Mutter während der Wehen Injektionen erhielt, und zwar auf Insistieren ihrer Schwester (der Tante), die eine geburtshilfliche Krankenschwester war. Seine Mutter war wütend (rot), jedoch zu schwach, um der übermächtigen Schwester zu wiedersprechen. Der Klient fühlte dies auf der Ebene des Nabels – ein Einströmen des „Sollens", des Hasses, der Beherrschung durch die Tante, der Machtlosigkeit (er konnte sich weder bewegen noch etwas anderes tun). Dies hatte u. a. folgende Auswirkungen auf sein Leben: Hass auf seine Tante, Misstrauen gegenüber Verwandten in jeglicher Hinsicht, Misstrauen gegenüber dem Konzept der Großfamilie, ein grundsätzliches rebellisches Verhalten in der Kindheit, Wahrnehmung einer Autorität, wenn dies gar nicht der Fall war, rebellisches Verhalten gegenüber einer echten oder wahrgenommenen Autorität, Angststörung, Gefühle von unmittelbarer Gefahr und Kraftverlust, das Gefühl, ständig mit seinem Körper und Geist nicht in Verbindung zu stehen, ständig in Dinge hineinzulaufen, sowie sich zu verletzen. Er war sehr leistungsstark als Erwachsener, war führender Bassist im Symphonieorchester und als hochtalentiert angesehen, jedoch nicht in der Lage, an die Spitze seiner professionellen Karriere zu kommen. Dies gelang ihm nach Beendigung der Regressionstherapie.

Trennung von Mutter und Baby

Wenn eine Mutter ihr Kind mittels Kaiserschnitt zur Welt bringt, so werden sowohl Mutter als auch Kind zu Patienten und verlieren ihr „Recht" auf eine intime Bindung nach der Geburt. In der Tat ist es so, dass es aus medizinischer Sicht nach der Geburt das Wichtigste ist, das Baby ärztlichen Tests zu unterziehen und zu überprüfen, ob es Komplikationen oder Probleme gibt. Dies widerspricht jedoch dem natürlichen Verlauf, der die Mutter-Kind-Beziehung sowie die Bindungszeit zwischen Mutter und Baby jahrhundertelang geachtet hat. Somit geht ein Kaiserschnitt viel eher mit einer Trennung einher, als wenn das Baby ohne Kaiserschnitt oder anderen invasiven medizinischen Verfahren zur Welt kommt.

Im Lauf meiner jahrelangen Arbeit mit Geburtsregressionen habe ich festgestellt, dass viele Aspekte von erlebten Beziehungen während der Geburt prägend sind. Das, was während einer Trennung passiert, ist ein Ereignis, das in den unbewussten Aspekten der Psyche eines Menschen weiterhin lebendig in Erinnerung bleibt. Ich möchte dazu folgende Beispiele geben.

- Ein Baby wurde von seiner Mutter und seinem Vater unmittelbar nach der Geburt getrennt und für 36 Stunden in ein isoliertes Säuglingszimmer gebracht. Eine Krankenschwester hatte großes Mitleid mit dem Baby, sodass sie nach ihren acht Stunden Arbeit zu ihm zurück kam und freiwillig drei Schichten übernahm (24 Stunden durchgehend), nur, um mit dem Baby im Säuglingszimmer sein zu können. Sie wiegte es, fütterte es mit der Flasche, massierte es, sang ihm Lieder vor usw. Sie fühlte so eine tiefe Verbindung zu dem Baby, dass sie, als sie die Station verlassen musste, laut weinte und sie das Gefühl hatte, sie hätte einen engen Freund verloren. Die Eltern wussten weder von dieser Krankenschwester, noch von ihrer Beziehung zu ihrem Baby, einem Mädchen. In dem späteren Leben des Mädchens kam es zu drei bedeutenden Ereignissen, die in Beziehung zu ihrer Prägung durch die Krankenschwester standen. Als es drei Jahre alt war, ging seine Mutter wieder in das Krankenhaus, um ein weiteres Kind zu gebären. Das Mädchen begleitete seine Familie dorthin. Während der Zeit dort verschwand es vier Mal, und jedes Mal wurde es in der Säuglingsstation wieder gefunden. Schließlich beauftragte die Familie eine Person damit, das Mädchen ständig zu betreuen, doch da es darauf bestand, wieder in die Säuglingsabteilung zu gehen, begleitete diese Person das Mädchen auch dorthin. Als das Mädchen etwas älter war, fühlte es sich immer einsam, wenn es an einem Krankenhaus vorbeikam, und fragte, ob es hineingehen könne und sich umsehen könne, bis es sich besser fühle. Als Studentin belegte sie die Ausbildung zur Krankenschwester und übte diesen Beruf schließlich auch aus (auf einer Intensivstation für Neugeborene). Sie kam zu mir, weil sie ihre Arbeit liebte, sich jedoch darin gefangen fühlte und nicht wusste, warum das so war. Die Regressionen halfen ihr dabei, zu verstehen, dass sie mit jener Krankenschwester eine tiefe Verbindung eingegangen war und noch immer auf der Suche nach ihr war. Diese Erkenntnis erlaubte es ihr, ihren Beruf mit einem größeren Spektrum an Möglichkeiten zu sehen.

Aus der Perspektive des Babys ist die Geburt in erster Linie eine Erfahrung, die seine Beziehung zu seiner Mutter widerspiegelt, und als nächstes die Beziehung mit der Familie und dem medizinischen Personal. Signifikante Beziehungsaspekte der Geburt (wie z. B. jene, die zu Ekstase, Freude, Schmerzen oder einem Trauma führen) wirken sich dabei prägend auf das Baby aus.

- Wenn etwa bei einer Mutter im Auto auf dem Weg zum Krankenhaus Presswehen einsetzen und ein Tankstellenwärter die Mutter rettet und das Baby entbindet (ein tatsächlicher Fall eines Geburtstraumas, den ich behandelte), so werden die Beziehungen im späteren Leben des Babys in irgendeiner Weise Elemente des Gerettet Werdens widerspiegeln. Dieses Kind, ein Junge, verlief sich zum Beispiel später ständig, gelangte jedoch stets wieder nachhause, indem es Hilfsarbeiter* darum bat, es nachhause zu bringen (es verwendete diese Worte). Ein positiver Beziehungsaspekt, der hier aus der Geburt hervorging, war die Tatsache, dass der Junge immer darauf vertraute, dass er jemanden finden würde, der ihm helfen würde, wenn er ein Problem hatte. Nachdem er seine Geburtstraumen gelöst hatte, „verlief er sich" nicht mehr so oft, doch einmal, als es wieder geschah (in einem großen Vergnügungspark) bat er weitaus umsichtiger als vorher um Hilfe – er fragte uniformierte Aufsichtspersonen, wo der Platz war, wo er hingehen und warten könne, und bat eine Großmutter mit drei Enkeln, ob sie ihn dorthin begleiten könne.

Durchdringungstrauma

Bei der Auseinandersetzung mit den psychischen Auswirkungen von geburtshilflichen Eingriffen ist es wichtig, herauszufinden, wodurch die be-

* Im Englischen ist hier von einem Wortspiel die Rede, das so im Deutschen nicht wiedergegeben werden kann: „This baby, for example, continually got lost as a child, and successfully made it home by asking *laborers* [Hervorhebung d. Ü.] to *deliver* [Hervorhebung d. Ü.] him to his home (he used those words)." Hier ist zu bemerken, dass im Wort „laborer", also (Hilfs-)Arbeiter, das Wort „labor" steckt, was auch „Wehen" bedeuten kann. Ebenso hat das Wort „deliver" neben der hier verwendeten Bedeutung „bringen" oder „zustellen" die Bedeutung „entbinden". (Anm. d. Ü.).

troffene Person traumatisiert wurde. Die Reichweite einer Kaiserschnittgeburt umfasst viele Opfer. Es kann sein, dass Eltern durch einen Kaiserschnitt traumatisiert werden. So sind beispielsweise manchmal Mütter traumatisiert, weil sie gerne auf natürliche Weise entbunden hätten, und sich so als Versagerinnen fühlen. Dies geschieht weitaus häufiger, als sich das medizinische Personal dessen bewusst ist, weil sich die Mütter schämen, ihre Gefühle zuzugeben. Sie werden auch deshalb traumatisiert, weil sie auf eine Art und Weise behandelt werden, die sich kalt und objektiv anfühlt. Diese Traumen durchdringen die Psyche von Ungeborenen und Babys während der Geburt und wirken sich deshalb ungesund auf sie aus. Zusätzlich ist es wichtig, zu berücksichtigen, dass das Todesfallrisiko bzw. Verletzungsrisiko für eine Mutter im Falle einer Kaiserschnittgeburt viel höher ist als bei einer vaginalen Geburt (Kohen 1991), sodass anzunehmen ist, dass Eltern und medizinisches Personal viel besorgter sind. Wichtig ist auch, sich vor Augen zu halten, dass alles, was von den Eltern während der Geburt als Stress erlebt wird, sehr wahrscheinlich auch von dem Baby in diesem Moment als Stress erlebt wird. Die Haltung der Eltern und der Stress der Eltern aufgrund einer Kaiserschnittgeburt werden auf ihr Kind übertragen (das wird Durchdringungstrauma genannt). Eltern erleben insofern Stress während einer Kaiserschnittgeburt, als die Geburt ungeplant ist und – so wie die Eltern glauben – aufgrund von Geburtskomplikationen vorgenommen wird. Wann immer eine Mutter oder Vater ein Trauma bzw. Stress während der Geburt erlebt, ist es nahezu sicher, dass ihr Baby den gleichen Stress und das gleiche Trauma erlebt, wobei wahrscheinlich in einem größeren Ausmaß, weil sein Abwehrsystem noch nicht ausgereift und nicht genug entwickelt ist.

Eine bedeutende Folgewirkung einer Kaiserschnittgeburt hängt damit zusammen, welche Haltung die Eltern diesem Eingriff gegenüber einnehmen.

■ Das erste Mal, als ich diesen Aspekt bemerkte, behandelte ich gerade ein Baby mit Kaiserschnitttrauma. Seine Mutter war bitter enttäuscht darüber, dass sie „einen Kaiserschnitt haben musste“, und die Traurigkeit war von ihren Augen abzulesen. Immer dann, wenn die Mutter ihre Trauer mit mir besprach, war dasselbe Ausmaß von Trauer in den Augen des Babys zu sehen – eine Trauer, die so lange anhielt, bis sich die Mutter mit ihrer Enttäuschung über die Kaiserschnittgeburt auseinandersetzte und diese auflöste.

Es ist eine häufige Beobachtung, dass die Haltung und der Stress der Eltern aufgrund eines Kaiserschnitts auf ihr Kind übertragen werden, genauso wie die Art und Weise, wie die Eltern mit ihren Gefühlen umgehen. Wenn Eltern z. B. ihre Gefühle und Ängste gegenüber der Geburt direkt ansprechen, lernt das Kind (und tendiert dazu), ebenfalls direkt mit seinen Gefühlen im Leben umzugehen. Wenn Eltern sich durch die Geburt als Opfer fühlen, wird auch das Baby von dieser Haltung geprägt.

Manche Aspekte einer Kaiserschnittgeburt sind besonders schwierig für Eltern, und diese Aspekte werden selten mit den zuständigen Geburtshelfern besprochen. Aufgrund dieser Tatsache gelangen diese Probleme viel eher zu den Kindern durch und prägen deren Leben. Der wichtigste Aspekt ist der, dass es durch einen Kaiserschnitt zu einer radikalen Verschiebung der Selbstbestimmung sowie der Rolle der Mutter kommt. Wenn die Mutter von ihrer Position als gebärende Mutter zur Patientin wird, so bedeutet das ein erhebliches Maß an zusätzlichem Stress. Eine Mutter, die zur Patientin wird, verliert die Kraft, ihr Baby selbst zu gebären, und übergibt diese Kraft (manchmal willentlich) dem medizinischen Personal. Wenn eine Mutter zur Patientin wird, muss sie mehrere Tage oder länger im Krankenhaus bleiben und ist möglicherweise nach ihrer Ankunft zuhause in ihren Aufgaben als Mutter eingeschränkt. Die Geburt eines Kindes wird somit eher zu einem medizinischen Krankheitsbild als zu einer Stärkung von Mutter und Natürlichkeit. Für Frauen, die auf natürlichem Wege und ohne Eingriffe gebären möchten, ist eine Geburt durch Kaiserschnitt ein persönliches Versagen und oft von Scham begleitet. In einem Fall erzählte eine Mutter niemandem davon, dass ihr Baby durch Kaiserschnitt auf die Welt gekommen war. Viele Mütter, die ihr Kind natürlich und vaginal gebären wollten, fühlen sich so, als hätten sie sich und ihr Baby im Stich gelassen, wenn es zu einer Kaiserschnittgeburt kommt. Oft haben sie das Gefühl, etwas Essentielles verpasst zu haben, nämlich den natürlichen, vaginalen Geburtsprozess. Wenn eine Mutter, die ihr Baby ohne medizinische Eingriffe gebären möchte, durch Geburtskomplikationen, die schließlich zu einem Kaiserschnitt führen, in Stress versetzt oder entmutigt wird, so fühlt sie sich durch den Eingriff gestört bzw. entmächtigt, oder fühlt sich als Versagerin. In diesem Fall ist es sehr wahrscheinlich, dass die Mutter ein bestimmtes Ausmaß an zusätzlichem Stress verspürt, und dieser Stress wird auf das Baby übertragen. Ein Durchdringungstrauma wirkt sich dann schwächer aus, wenn die Mutter sich bewusst für einen Kaiserschnitt entscheidet, oder wenn sich die Mutter durch einen Kaiserschnitt ermächtigt oder unterstützt fühlt. In manchen Fällen haben Mütter das Gefühl, durch den Kaiserschnitt gerettet oder unterstützt worden zu sein bzw. sind dankbar für diesen Eingriff und fühlen sich somit in keinster Weise entmächtigt. Doch auch in diesem Fall hat ein Kaiserschnitt negative psychische Auswirkungen auf das Baby (also auch dann, wenn sich die Mutter ermächtigt und unterstützt fühlt), wie in der Folge gezeigt wird.

Manchmal inszenieren Betroffene das Trauma, das sie erlebt haben, jedoch nur dann, wenn sie in der Rolle des Täters agieren können. Sie inszenieren die Dynamiken ihres Traumas auf eine Art und Weise, in der sie es vermeiden, das Opfer zu sein. So gehen sie der Möglichkeit aus dem Wege, erneut von der Dynamik, die sie selbst ausüben, traumatisiert zu werden. Dabei handelt es sich um eine vermeidende Rekapitulation (Typ I), da sich die betroffene Person die Dynamik, die sie traumatisiert hat, zu eigen macht und gleichzeitig über diese Dynamik bestimmen kann, weil sie, die Person, das Sagen hat.

- Hier ist z. B. der Fall eines Mannes zu nennen, der während seiner Kaiserschnittentbindung das Gefühl des Verlassen Werdens erlebte und es in seinem Leben nun vermeidet, verlassen zu werden, indem er selbst derjenige ist, der andere verlässt. Somit ist er in der Lage, selbst über die Kräfte, die ihn bei seiner Ursprungserfahrung traumatisierten, zu bestimmen.

Ein anderer Typ der vermeidenden Rekapitulation zeigt sich dadurch, dass die betroffene Person ihr Leben so ausrichtet (in Form ihres Lebensstiles und Lebensumstände), dass es sehr unwahrscheinlich ist, dass sie jemals dem Trauma, das sie als Ungeborenes oder Neugeborenes erlebte, begegnen wird.

Durchdringungstrauma ist keine geburtshilfliche Intervention, sondern eine Tatsache des Lebens. Auch die unbearbeiteten Geburtstraumen des medizinischen Personals werden häufig unbewusst aktiviert und durchdringen Mutter und Baby. Damit beeinflussen unbearbeitete Geburtstraumen auch die Art und Weise, wie die Geburts-„Helfer“ agieren. Ein Arzt, der als Baby durch eine Zange auf die Welt gekommen ist, wird wahrscheinlich in seiner geburtshilflichen Praxis mehr Zangengeburten haben.

Die Behandlung von geburtshilflichen Traumen

Häufig stellen Eltern die Frage, ob es wichtig ist, ein Geburtstrauma zu behandeln, oder ob sich das Trauma mit der Zeit einfach auflöst. Die Antwort darauf ist ganz klar, nämlich dass ein Geburtstrauma nicht einfach verschwindet, sondern dass es behandelt werden muss, damit es sich auflösen kann. Das lässt sich daraus erklären, dass pränatale Traumen und Geburtstraumen aus dem Bewusstsein von Babys und ihren Eltern verdrängt werden. Wie Freud treffend feststellte, sind verdrängte Erinnerungen der Ursprung traumatischer Neurosen sowie anderer bedeutender symptomatischer Muster, und zwar so lange, bis sie entdeckt werden und die Betroffenen sich bewusst damit auseinandersetzen. Vorgeburtliche Traumen und Geburtstraumen bilden hiervon keine Ausnahme. Sie prägen sich sowohl auf körperlicher Ebene sowie in das Gedächtnis von Babys ein, und diese grundlegenden Prägungen formen Lebensmuster, die dem entsprechen, was während der Geburt vor sich geht. Menschen, die zu ihrer Geburt regredieren, stellen fest, dass ihre dysfunktionalen [im Sinne von unzweckmäßig, abträglich, ungünstig, unvorteilhaft, störend, Anm. d. Ü.] Lebensmuster direkt mit ihren Geburtstraumen in Beziehung stehen. Des Weiteren entdecken sie, dass diese Lebensmuster sehr resistent gegen jegliche Veränderung sind, bis sie mit der Regressionsarbeit beginnen und sie die Traumen freilegen, die mit ihren mächtigen Störungen in ihrem Leben in Beziehung stehen. Die häufigste Entdeckung dabei ist folgende: „Genauso ist es, das ist mein Muster. Genauso läuft mein Leben ab. Und deshalb habe ich all diese Schwierigkeiten." Barbara Findeisen, die Gründerin und Präsidentin des Pocket Ranch Institute, sagt: „... immer wieder, Menschen, die bis zu ihrer Geburt regredierten und diese wieder-erlebt haben, höre ich sagen: ‚Das ist mein ganzes Leben, genauso lebe ich, das ist mein Grundmuster, genauso fühle ich mich die ganze Zeit'."

Es gibt zahlreiche klinische Berichte und Einzelberichte darüber, dass geburtshilfliche Eingriffe einzigartige und verschiedenste Auswirkungen auf die Persönlichkeit eines Menschen haben, einhergehend mit einzigartigen und verschiedensten (und normalerweise dysfunktionalen) Symptomen. Im Jahre 1992 trafen sich Dr. Graham Farrant, Ms. Barbara Findeisen und ich auf der Pocket Ranch, um unsere gemeinsamen 70 Jahre an Erfahrung in der Behandlung von geburtshilflichen Traumen bei Erwachsenen zusammenzuführen. Auf Grund unserer gemeinsamen Erfahrungen kamen wir darin überein, dass sich geburtshilfliche Eingriffe ganz unterschiedlich auf die Persönlichkeit eines Erwachsenen auswirken, und dass jeder Eingriff ganz individuelle, symptomatische Muster (oder Syndrome) hat. Wir tauschten uns über bestimmte Fälle aus und evaluierten die Effizienz der Regressionstherapie als Behandlungsmethode für geburtshilfliche Traumen. Dabei kamen wir zu dem Schluss, dass viele der Symptome geburtshilflicher Traumen ohne weiteres durch Regressionstherapie gelöst werden können, d. h. durch das Ermutigen der Klienten, bis zu ihren geburtshilflichen Traumen zurückzugehen, diese Erfahrungen wieder-zu-erleben und die Einsichten und das Verstehen, welche sie dabei erlangen, in ihr Leben zu integrieren.

Worum geht es bei einer Behandlung?

Es ist wichtig, die Faktoren und Prozesse zu verstehen, die zur Heilung eines Traumas führen. Um geheilt zu werden, muss ein Trauma freigelegt, zugänglich gemacht und ins Bewusstsein der betreffenden Person gebracht werden. Ist dies einmal geschehen, treten unvermeidlich Gefühle an die Oberfläche, und diese Katharsis der Gefühle ist essentiell. Gleichzeitig ist es wichtig, das Ausmaß des psychischen Schocks, der das Trauma begleitet, festzustellen. Ist es hoch, so ist es notwendig, die Intensität der Katharsis zu kontrollieren und Techniken einzusetzen, die die betroffene Person sowohl ermächtigen als auch gleichzeitig deren Trauma sichtbar machen. So wies z. B. ein Junge deutliche Zeichen von Schock auf. Sein Geburtstrauma ging mit einer Einleitung durch Pitocin einher (begleitet von starken physischen und psychischen Schmerzen), einer missglückten Anwendung der Geburtszange (die Zange wurde wiederholt angelegt, jedoch ohne Erfolg), und schließlich der Geburt durch Kaiserschnitt. Während seiner Geburtsregressionen wurde er ermutigt und dabei unterstützt, durch einen simulierten Geburtskanal zu krabbeln und die simulierte Geburtszange sowie das Eindringen im Zuge des Kaiserschnitts abzuwehren. Diese Ermächtigung bewahrte ihn davor, von dem Schock und dem Gefühl des Versagens überwältigt zu werden und erlaubte es ihm, auf eine Art und Weise Zugang zu seinen Geburtsgefühlen zu finden, ohne dass seine Psyche überwältigt wurde. Um ein Geburtstrauma zu heilen, ist es außerdem essentiell, dass die betroffene Person mit Empathie und Mitgefühl während der Behandlung begleitet wird. Im Fall von Babys oder Kindern ist es notwendig, dass die Eltern in den empathischen Prozess involviert werden. Schließlich ist es für die Heilung eines Traumas notwendig, das Bewusstsein über die Verbindungen zwischen dem Trauma und dem Leben einer Person zu unterstützen und jene Veränderungen in ihrem Leben zu fördern, die heilen, anstatt ein Geburtstrauma zu verstärken.

Techniken für Babys

Zu Beginn meiner beruflichen Laufbahn arbeitete ich ausschließlich mit Erwachsenen und wendete im Wesentlichen Standardtechniken an (die sogenannte Regressionstherapie und integrative Primärtherapie), um Zugang zu Geburtserinnerungen und -gefühlen zu erhalten. Während all dieser Jahre, in denen ich mit Erwachsenen arbeitete, beobachtete ich, welch große Bedeutung Geburtstraumen als Ursache der Störungen hatten, wegen derer die Klienten zu mir kamen, und ich bedauerte, wie viele Jahre ihres Lebens sie von ihren Geburtserfahrungen behindert und beeinflusst worden waren. Das traf auch auf mein Leben zu, weshalb mein Bedauern einen gewissen Ton und eine bestimmte Dringlichkeit annahm. Ich entwickelte den Wunsch, dass Traumen bereits viel früher im Leben eines Menschen geheilt werden könnten, um all die Jahre der Störungen und des Leidens, die sich daraus ergaben, ebenso wie die fortschreitenden Symptome, die mit einem ungelösten Geburtstrauma einhergehen, zu vermeiden. Dadurch motiviert, begann ich Techniken zu entwickeln, um Babys und Kinder zu behandeln. Im Jahre 1972 begann ich schließlich mit dem Testen und Evaluieren von Behandlungsmethoden für Babys und Kleinkinder.

Einer der deutlichsten Unterschiede in der Behandlung von Babys und Erwachsenen ist die Anzahl von Behandlungseinheiten, die erforderlich ist, um ein Trauma zu lösen. In vielen Fällen wurden Traumen bei Babys in vier bis fünf Sitzungen aufgelöst, während dieser Prozess bei Erwachsenen Monate (oder gar Jahre) dauert. Ich habe festgestellt, dass es im Allgemeinen viel einfacher ist, ein Trauma aus dem System zu entfernen, bevor es sich zu einem Aspekt des Charakters bzw. des Verhaltens der traumatisierten Person entwickelt. Mit der Behandlung kann sofort nach der Geburt begonnen werden, und falls die Geburt das hauptsächliche Trauma ist, wird die Behandlung grundsätzlich in wöchentlichen Einheiten zu je 45 Minuten durchgeführt. Die Auflösung von geburtshilflichen Traumen kann 10 bis 25 Sitzungen umfassen. Im Falle eines zusätzlichen, pränatalen Traumas (z. B. wenn ein Kind nicht gewünscht ist, wenn es Abtreibungsversuche erlebt hat, wenn es während der Schwangerschaft beinahe gestorben wäre, wenn das Kind oder seine Eltern pränatalen Stress erlebten, wie etwa durch den Tod von nahestehenden Menschen, durch eine finanzielle Notsituation, schwere Krankheit oder den Tod eines Familienmitgliedes usw.), so kann die Behandlung entsprechend länger dauern. Diese Behandlungstechniken sowie deren Ergebnisse wurden in zahlreichen Publikationen veröffentlicht (Emerson 1993, 1996d, 1996e, 1996f, 1996g, 1996h, 2012).

Da Babys weder sprechen noch mündlichen Anweisungen folgen können, unterscheiden sich die Techniken für die Behandlung von Babys wesentlich von jenen für die Behandlung von Kindern und Erwachsenen. Zudem sind die Behandlungstechniken für geburtshilfliche Traumen andere als die für Geburtskomplikationen und andere Geburtstraumen. Im Folgenden werden die wichtigsten Techniken bei der Behandlung von geburtshilflichen Traumen für Babys angeführt. Es ist an dieser Stelle wichtig, zu erwähnen, dass diese Techniken weitaus umfassender und komplizierter in ihrer Durchführung sind, als hier angedeutet. Aus diesem Grund sollten diese Behandlungsmethoden nicht ohne eine angemessene Ausbildung praktiziert werden. Um ein Baby richtig behandeln zu können, muss zuerst das Ausmaß des psychischen Schocks festgestellt werden und die Technik entsprechend darauf abgestimmt werden. Die Techniken umfassen die empathische und verständnisvolle Begleitung des mit der Geburt in Verbindung stehenden Babyweinens, das Interpretieren von nonverbalen Zeichen von Widerstand und Zurückweisung, das Einfühlen in traumatische Gefühle, das energetische wie physische Ausleiten eines Traumas aus dem Körper, die Förderung von Bindung, wenn sie überhaupt nicht zustande kam bzw. wenn es durch ein Trauma zu Bindungs-Defiziten kam, die Behandlung von einzelnen Aspekten des Schocks, das Erkennen sowie Behandeln anderer Geburtstraumen, wenn sie an die Oberfläche kommen (so kann etwa ein Trauma aufgrund von Sauerstoffmangel im Zuge der Behandlung eines Anästhesietraumas auftreten, was bedeutet, dass es getrennt behandelt werden muss) sowie das Erkennen und Behandeln von einem von Vater oder Mutter erlebten Missbrauch (welche sich bei der Behandlung von Einleitungstraumen zeigen können und wiederum gesondert behandelt werden müssen). Manche Techniken umfassen den kontrollierten Einsatz von bestimmten Substanzen, andere wiederum die Unterstützung bzw. Überwachung durch einen Arzt/eine Ärztin. Die im Folgenden angeführten Techniken sollen als Beispiel dafür dienen, welche Methoden angewendet werden können (beachten Sie, dass dies nur ein kleiner Auszug ist): Zangentrauma (die Hände werden auf die betreffende Stelle am Kopf gelegt, ein leichter Druck wird ausgeübt und die Hände ziehen leicht am Kopf), Saugglockentrauma (die Hände werden auf die betreffende Stelle am Kopf gelegt und ziehen sanft am Kopf), Anästhesietrauma (Einreiben einer kleinen (homöopathischen) Menge eines Anästhetikums unterhalb der Nase oder im Nabelbereich, während der Bereich um den Nabel, also der Übergangsbereich, wo das Narkosemittel in den Körper des Babys eintritt, abgetastet wird), Einleitungstrauma (Einreiben einer kleinen (homöopathischen) Menge von Pitocin unterhalb der Nase oder im Nabelbereich, während der Bereich um den Nabel, also der Übergangsbereich, wo das Pitocin in den Körper des Babys eintritt, abgetastet wird), und Kaiserschnitttrauma (ein Stück Stoff wird durchschnitten und das Baby wird in die Höhe und durch ein simuliertes Loch gezogen (Simulation eines Kaiserschnitts)).

Zusätzlich zu den oben angeführten Techniken gibt es noch andere Methoden, wie etwa der Polaritätstherapie (Castellino, Sills), Cranio-Sakral-Therapie (Upledger), myofasziale Therapie (Barnes) und Somatische Geburtssimulation (Emerson 1996), welche verwendet werden können, um die Geburtsgefühle und -erinnerungen von Babys zu aktivieren. Der Vorteil der Somatischen Geburtssimulation (Somatic Birth Simulation, SBS) im Vergleich zu anderen Techniken ist, dass sich SBS direkt mit den somatischen Mustern der Geburt im Körper auseinander setzt. Außerdem umfasst sie Techniken, die es vermeiden, dass Babys erneut traumatisiert werden, und bringt Babys in eine Position, von der aus sie den Behandlungsablauf selbst bestimmen. SBS beschäftigt sich systematisch mit dem Geburtsprozess und beinhaltet Techniken, die von Eltern wie Fachleuten gelernt und für die Behandlung von Traumen eingesetzt werden können.

Techniken für Kinder

Die Behandlung von Kindern enthält sowohl die Simulationen, die oben beschrieben wurden, wie auch eine Bandbreite von Methoden wie Geburtsspiele, Sandspieltherapie, Therapie mit Videofeedback, Kunsttherapie und Spieltherapie. Bei Geburtsspielen handelt es sich um Spiele, die aus den Kindern, während oder nach den geburtshilflichen Simulationen spontan, als direkte, emotionale Antwort auf die simulierten Eingriffe, entstanden sind. Im Laufe der letzten 20 Jahre habe ich hunderte solcher Spiele gesammelt, und alle dienen dazu, Kinder zu unterstützen, ihre geburtshilflichen Traumen freizusetzen. Um ein Beispiel hierfür zu nennen, wählte ein Kind das Auspuffrohr eines Autos als sein Geburtssymbol und steckte es während der Geburtsspiele in seinen Mund, während er keuchte und schnaufte und wütend seine Mutter anfuhr, warum sie es „zugelassen hatte, dass sie das mit ihm gemacht hatten“ (sie hatte während seiner Geburt eine Inhalationsnarkose bekommen). Dies veranlasste mich, eine ganze Sammlung an Objekten und Spielen anzulegen, welche Gefühle des „Narkotisiert Werdens“ symbolisieren und ausdrücken. Häufig wählen Kinder nach der Simulation geburtshilflicher Eingriffe das Sandspielen. Mit dem Medium Sand und einer kleinen Sandkiste drücken sie unter Verwendung verschiedener Objekten ihre geburtshilflichen Traumen und ihre traumatisierten Gefühle aus. So stellte z. B. ein Junge, der durch Zangengeburt auf die Welt gekommen war, einen Mann in einem weißen Mantel, einen Kran mit einem Haken, einen großen Stein und ein Baby auf sein Sandtablett und demolierte den Kran und den Mann mit einer unglaublichen Wut und Aggression. Seine vorliegenden Symptome lösten sich auf. Bei der Therapie mit Videofeedback handelt es sich um einen Prozess, den mich ein sechs Jahre alter Junge „lehrte“: Während seiner Geburtsspiele sprach er kontinuierlich davon, „sluggers“ [engl. slugger = Schläger (gewalttätige Person); oder: slug = Schnecke, Anm. d. Ü.] zu bekommen„. Ich verstand lange nicht, was dieser Ausdruck zu bedeuten hatte, aber während seiner Geburtsspiele wurde er immer sehr still, komatös und teilnahmslos, wann immer er diesen Begriff erwähnte. Also bat ich ihn, zu zeichnen, was “*sluggers* bekommen„ bedeutete, und er zeichnete es als einen grellen Blitz in seinen Nabel, woraufhin er in seiner Zeichnung starb und sich nicht bewegen konnte. Immer, wenn er das Wort “*sluggers* aussprach, bemerkte ich einen Ausdruck tiefer Traurigkeit in seinen Augen, doch wenn ich ihn fragte, wie er sich fühlen würde, wusste er es nicht. Als ich ihm sagte, dass er traurig aussehen würde, erwiderte er: „Zeig es mir.“ Also nahm ich während einer Narkose-Simulation sein Gesicht mit einer Videokamera auf und spielte ihm die Aufnahme anschließend vor. Er sah seine Traurigkeit, und dies löste ein heftiges Weinen in ihm aus, und er stellte fest, dass er bei seiner Geburt sehr enttäuscht gewesen war, da das Narkosemittel, welches seiner Mutter verabreicht worden war, ihm das Gefühl gegeben hatte, als wäre er so langsam und schleimig wie eine Nacktschnecke. Interessanterweise beschrieb seine Mutter in einer gesonderten Sitzung die Einleitung mit Pitocin (und nicht die Narkose) mit den gleichen Worten, d. h. sie bezeichnete es als einen Blitz, der in ihren Körper fuhr. In jedem Fall ist es so, dass Kinder, wenn sie ihre durch Traumen entstandenen Gefühle in ihren Augen sehen, oft in der Lage sind, diese Geburtsgefühle anzuerkennen und wirkungsvoller mit ihnen zu arbeiten. Eine weitere Technik ist die Spieltherapie, welche „Objekte aus der realen Welt" verwendet, z. B. Häuser, Menschen, Tiere, Fahrzeuge, Bauernhöfe, Krankenhäuser, Schulen, Straßen etc. (im Vergleich zu Objekten, die das Geburtstrauma symbolisieren, wie Scheren und Zangen [Geburtszange], Rohre und eiskaltes Wasser [Anästhesie] usw.). Spieltherapie kommt immer nach Geburtsspielen zum Einsatz, und im Zuge dieser Therapie interagieren Kinder mit Objekten aus ihrem Leben. Dies erlaubt es den Kindern, sich mit jenen Orten in ihrem Leben zu befassen, die geburtsbezogene Konflikte in ihnen auslösen und ermöglicht es ihnen, Lösungen für diese Konflikte zu finden sowie zu verstehen, wie Erlebnisse durch geburtshilfliche Eingriffe ihr Leben beeinflussen.

Techniken für Erwachsene

Viele der Techniken, die oben beschrieben wurden, sind auch für die Arbeit mit Erwachsenen geeignet; andere werden in Emerson (1996c) angeführt. Der Leser/Die Leserin wird an dieser Stelle an letzteres Werk verwiesen, um mehr über Traumaarbeit mit Erwachsenen zu erfahren.

Literatur

Ainsworth, M. In Konner, Melvin. Childhood. Boston, Little, Brown, & Co. 1991, p. 90–91.

Bloch, George. Body & Self: Elements of Human Biology, Behavior, and Health. Los Altos, Ca., William Kaufmann, 1985.

Castellino, R. Cesarean Section Trauma, Impact and Treatment. Santa Barbara, Ca. (1105 N. Ontare, 93105), 1996.

Chamberlain, D.B. „Reliability of Birth Memories: Evidence from Mother and Child Pairs in Hypnosis." Journal of the American Academy of Medical Hypnoanalysts, 1986, v.1, 89–98.

Chamberlain, D. B. „The Significance of Birth Memories." Pre- and Perinatal Psychology Journal, 2, 136–154.

Chamberlain, D. B. Babies Remember Birth: And Other Extraordinary Scientific Discoveries About the Mind and Personality of Your Newborn. Jeremy P. Tarcher, 1988.

Chamberlain, D. B. „Toward a Developmental Nosology Based on Attachment Theory." Pre- and Perinatal Psychology Journal 3(1): 5–24. 1988.

Chamberlain, D. B. The Adventure of Self-Discovery. State University of New York Press, 1988.

Chamberlain, D. B. „The Outer Limits of Memory." Noetic Sciences Review, 1990.

Cheek, D. B. „Sequential Head and Shoulder Movements Appearing with Age Regression in Hypnosis to Birth." American Journal of Clinical Hypnosis 16(4): 261–266. 1974.

Davis-Floyd, R. Birth as an American Right of Passage. Berkeley, Univ. of California Press, 1992.

Emerson, W. „Treating Birth Trauma during Infancy: Dynamic Outcomes." Petaluma, Emerson Training Seminars (4940 Bodega Ave., Petaluma, Ca. 94952), 1993.

Emerson, W. and Schorr-Kon, S. „Somatotropic Therapy." In Innovative Therapy. London, Open University Press, 1993.

Emerson, W. „What is Birth Trauma: An Introductory Video Script.“ Petaluma, Emerson Training Seminars (4940 Bodega Ave., Petaluma, Ca. 94952), 1995.

Emerson, W. „Somatic Birth Simulation.“ Petaluma, Emerson Training Seminars (4940 Bodega Ave., Petaluma, Ca. 94952), 1996a.

Emerson, W. „The Physical and Psychological Impacts of Obstetrical Interventions.“ Petaluma, Emerson Training Seminars (4940 Bodega Ave., Petaluma, Ca. 94952), 1996b.

Emerson, W. „Regression Therapy with Adults.“ Petaluma, Emerson Training Seminars (4940 Bodega Ave., Petaluma, Ca. 94952), 1996c.

Emerson, W. „What is Birth Trauma?“ Unpublished manuscript, Petaluma, Emerson Training Seminars (4940 Bodega Ave., Petaluma, Ca. 94952), 1996d.

Emerson, W. Treating Birth Trauma during Infancy: Forceps Trauma (A 65 minute Videoprogram). Petaluma, Emerson Training Seminars (4940 Bodega Ave., Petaluma, Ca. 94952), 1996e.

Emerson, W. Treating Birth Trauma during Infancy: Cord Trauma. (A 79 minute Videoprogram). Petaluma, Emerson Training Seminars (4940 Bodega Ave., Petaluma, Ca. 94952), 1996f.

Emerson, W. Treating Birth Trauma during Infancy: Cesarean Trauma, Parts I and II. (A 2.5 hour Videoprogram). Petaluma, Emerson Training Seminars (4940 Bodega Ave., Petaluma, Ca. 94952), 1996g.

Emerson, W. „Treating Cesarean Birth Trauma during Infancy and Childhood.“ Journal of Prenatal and Perinatal Psychology and Health 15 no. 3 (Spring 2001).

Emerson, W. „The Treatment of Birth Trauma in Infants and Children: Collected Works of William Emerson.“ Petaluma, Emerson Training Seminars (4940 Bodega Ave., Petaluma, Ca. 94952), 1996h, 128pp.

Emerson, W. „Behandlung von Geburtstraumata bei Säuglingen und Kleinkindern“, Mattes Verlag, 2012.

Farrant, G. „Cellular Consciousness.“ Aesthema (Journal of the International Primal Association) 7: 28–39. 1986.

Feher, L. The Psychology of Birth: Foundation of Human Personality. Souvenir Press, 1980.

Fodor, N. The Search for the Beloved: A Clinical Investigation of the Trauma of Birth and Prenatal Condition. Hermitage Press, 1949.

Geber, Marcelle, „The Psychomotor Development of African Children in the First Year and the Influence of Maternal Behavior.“ Journal of Social Psychology, 1958.

Goer, Henci. Obstetrical Myths versus Research Realities. Westport, Bergin & Garvey, 1995.

Goodfield, B. Psychophysiological Energy. San Diego, International University Library, 1976.

Grof, S. LSD Psychotherapy. New York, Hunter House, 1979.

Grof, S. The Adventure of Self Discovery. State University of New York Press, 1988

Haire, Doris. „The Cultural Warping of Childbirth." Minneapolis: International Childbirth Education Association, 1972:7

Hendricks, G. and K. Hendricks. „Techniques for Dealing with Prenatal and Perinatal Issues in Therapy: A Bodymind Approach." Pre- and Perinatal Psychology Journal 1(3): 230–238. 1987.

Irving, M. „Natalistic Therapy: Working with Birth and Prenatal Issues Through Art." Cincinnati, Union Graduate School Library, 1995.

Janov, A. The Primal Scream: Primal Therapy, The Cure for Neurosis. Putnam, 1970.

Janov. A. Imprints: The lifelong effects of the birth experience. New York, Coward-McCann, 1983.

Kitzinger, S. The Crying Baby. New York, Penguin Books, 1990.

Klaus, M. & Kennell, J. Maternal-Infant Bonding. St. Louis, Mosby, 1976.

Kohen, Nancy W. Silent Knife. New York, Bergin & Garvey, 1983.

Kohen, Nancy W. Open Season. New York, Bergin & Garvey, 1991.

Laibow, R. E. „Birth Recall: A Clinical Report." Pre- and Perinatal Psychology Journal 1(1): 78–81. 1986.

Laing, R. D. The Facts of Life. Penguin Books, 1977. LeBoyer, F. Birth without Violence. New York, Alfred A. Knopf, 1975.

LeCron, L. M. „The Uncovering of Early Memories by Ideomotor Responses to Questioning." International Journal of Clinical and Experimental Hypnosis 11(3): 137–142. 1963.

Magid, K. & McKelvey, A. High Risk: Children Without a Conscience. Toronto, Bantam Books, 1987.

Marcher L., Bentzen, M., & Jorgensen, S. "The Bodynamic Character Structure Model." Energy and Character, Vol. 20, #1, 1989.

Menzam, C. „An Authentic Birth: Pre and Perinatal Issues in Authentic Movement." Boulder, Naropa Institute, 1996.

Mitford, Jessica. The American Way of Birth. New York, Plume, 1993.

Noble, E. Primal Connections: How our experiences from conception to birth influence our emotions, behavior, and health. New York, Simon Schuster, 1993.

Nyberg, Allebeck, Eklund, and Jacobson. „Drug Addiction." British Journal of Addiction, 1992, 87, pp. 1669–1676.

Pearce, Joseph. The Magical Child. New York, Bantam Books, 1980.

Peerbolte, M. Psychic Energy. Wassenaar, Servire Publishers, 1975.

Rank, O. The Trauma of Birth. Harcourt Brace. 1929.

Ray, Sondra and Bob Mandel. Birth and Relationships. Berkeley, Calif.: Celestial Arts, 1987.

Rochas, A. de. Les vies successives: Documents pour l'etude de cette question. Chacornac Freres. 1911.

Shanley, Laura. Unassisted Childbirth. New York, Bergin & Garvey, 1994.

Verny, Thomas R. „Obstetrical Procedures: A Critical Examination of Their Effect on Pregnant Women and Their Unborn and Newborn Children." Pre and Perinatal Psychology Journal, 7, Winter 1992, pp. 101–112.

Webster's Encyclopedic Unabridged Dictionary of the English Language. New York, Gramercy Books, 1989.

Windle, W. F. „Brain Damage by Asphyxia." Scientific American, October 1969, pp. 76–84.

Angaben zum Autor

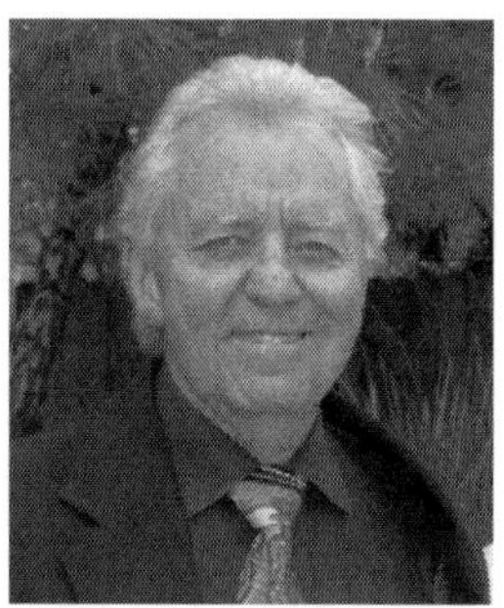

Dr. William R. Emerson praktiziert seit 50 Jahren als psychologischer Psychotherapeut und ist ein international anerkannter Pionier auf dem Gebiet der Prä- und Perinatalen Psychologie.

Als Absolvent der Vanderbilt University promovierte er mit Auszeichnung an der San Jose State University. Es folgten Honorarprofessuren an verschiedenen anderen Universitäten und Einrichtungen, wo er in Klinischer Psychologie forschte und unterrichtete.

Er war der Erste, der eine psychotherapeutische Methodik entwickelt hat, um Schock und Trauma aus Schwangerschaft und Geburt bei Babys, Kindern und Erwachsenen zu behandeln.

Dr. Emerson ist Autor von 5 Büchern (4 davon selbst herausgegeben, z. B. „Shock – A Universal Malady"), er hat Lehrvideos über die Behandlung von Geburtstrauma bei Babys und Kleinkindern herausgebracht, er ist Co-Autor von „Remembering Our Home" und der Autor von 15 bahnbrechenden Aufsätzen zur vorgeburtlichen Psychologie, die in Fachbüchern und Fachzeitschriften veröffentlicht wurden.

Als emeritierter Präsident von APPPAH, der Assoziation für Prä- und Perinatale Psychologie und Gesundheit in den USA, in der er 36 Jahre lang im Vorstand mitgewirkt hat, unterrichtet er in dem von ihm mitgestalteten Fortbildungscurriculum der APPPAH für Ärzte, Psychologen, Hebammen, Körpertherapeuten, etc.

In Anerkennung seiner herausragenden Pionierleistung zur Grundlegung der Vorgeburtlichen Psychologie, wurde ihm die lebenslange Ehrenmitgliedschaft in der US National Science Foundation übertragen.

Neben seinen Fortbildungen und Workshops in den USA und Europa arbeitet Dr. Emerson an der Fertigstellung von zwei Büchern zu „The Dark Sides of Childbirth" und „The Psychodynamics of Matrinal & Infant Birth Trauma: Pre & Perinatal Origins".